儿童传染性疾病防护指南

唐 豹◎主 审

王 韬 余高妍◎主 编

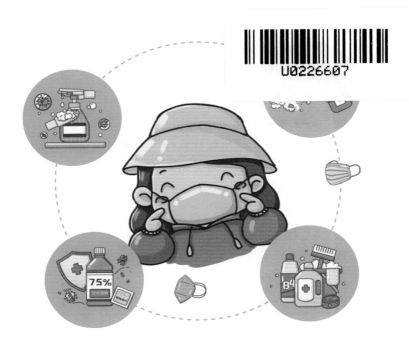

科学技术文献出版社
SCIENTIFIC AND TECHNICAL DOCUMENTATION PRESS

·北京·

图书在版编目（CIP）数据

儿童传染性疾病防护指南/王韬，余高妍主编. —北京：科学技术文献出版社，2021.1（2021.9重印）
ISBN 978-7-5189-7648-5

Ⅰ.①儿…　Ⅱ.①王…　②余…　Ⅲ.①小儿疾病—传染病—防治—指南　Ⅳ.①R725.1-62

中国版本图书馆 CIP 数据核字（2021）第 015005 号

儿童传染性疾病防护指南

策划编辑：蔡　霞　邓晓旭　责任编辑：胡　丹　邓晓旭　责任校对：王瑞瑞　责任出版：张志平

出　版　者	科学技术文献出版社
地　　　址	北京市复兴路 15 号　邮编 100038
编　务　部	（010）58882938，58882087（传真）
发　行　部	（010）58882868，58882870（传真）
邮　购　部	（010）58882873
官 方 网 址	www.stdp.com.cn
发　行　者	科学技术文献出版社发行　全国各地新华书店经销
印　刷　者	北京地大彩印有限公司
版　　　次	2021 年 1 月第 1 版　2021 年 9 月第 2 次印刷
开　　　本	880×1230　1/32
字　　　数	83 千
印　　　张	5
书　　　号	ISBN 978-7-5189-7648-5
定　　　价	26.80 元

扫码"听书"

编委会

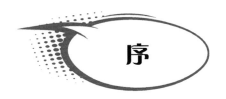

序

在全球，尤其是在发展中国家，传染病一直是儿童发病和死亡的主要病因。据报道，2008—2017 年，仅以 40 余种法定报告的传染病统计，我国儿童发病人数就高达 400 余万例，严重危害儿童的身心健康和生命安全。

儿童对绝大多数传染病易感的主要原因是：①他们处于早期发育阶段，免疫功能不健全，缺乏对传染病的免疫力；②儿童常聚集在托幼机构、学校或游乐场等人口密集、人流量大的场所，接触传染源的概率高；③他们缺乏良好的卫生习惯和防病知识，自我防护意识薄弱。一旦出现传染病，常引起暴发或流行。因此，如何保障儿童的身心健康，特别是在目前新冠疫情防控常态化的背景下，如何全方位保护儿童免受各种传染病的侵袭，更具有重要的现实意义和指导价值。医学教育应该面向大众，我们需要更多的科普来传播正确的医学知识，从而真正提升每个人的医学素养。为此，公民的医学素养提升和健康教育工作应从娃娃开始。

　　由科学技术文献出版社出版的《儿童传染性疾病防护指南》，内容丰富，涵盖病毒性疾病、细菌性疾病和寄生虫病等常见的儿童传染病。该书不仅详细介绍了新型冠状病毒肺炎的防控知识，同时也将流行性感冒、流行性乙型脑炎、流行性腮腺炎、伤寒、疟疾等常见传染病的防治方法进行了系统介绍。

　　本书由同济大学附属东方医院王韬教授和育儿专家余高妍医师主编。参加编写的作者多是从事儿童传染病临床诊治的一线专家，具有深厚的理论基础和丰富的临床实践经验。他们长期热心于公益科普，为儿童代言心声，为家长答疑解惑，深受公众欢迎，并多次获得中华医学会和上海市的表彰。本书是他们另一部力作。统观全书，内容新颖，文字流畅，图文并茂，可读性强，同时还配以有声读物，是一本难得的儿童传染病医学知识科普读物。

　　我衷心祝贺本书的及时面世。我相信，本书的出版将为我国广大家庭、学校乃至全社会提供保护儿童健康的有力武器。

庄辉

北京大学医学部病原生物学系教授

2020 年 11 月 17 日于北京

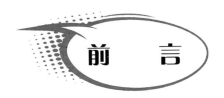

前　言

　　2019 年岁末，一种新型冠状病毒肆虐全球，世界卫生组织将这种病毒正式命名为 2019 新型冠状病毒（2019 novel coronavirus，2019-nCoV），将 2019-nCoV 感染导致的肺炎等疾病命名为 2019 冠状病毒病（corona virus disease 2019，COVID-19）。

　　目前，2019-nCoV 感染已经被纳入了《中华人民共和国传染病防治法》（以下简称《传染病防治法》），规定其为乙类传染病，采取甲类传染病的预防、控制措施。

　　儿童既是传染病的易感人群，也是国家公共卫生疾病防疫部门的重点保护对象。在此全世界人民携手抗击 COVID-19 的时刻，我们的社会、学校、家庭和医疗卫生系统该如何保护好宝宝呢？

　　人类生存发展的历史，也是一部和传染病抗争的历史。在接种疫苗、保护儿童上人类取得了伟大的胜利。我们注意到，在儿童感染性和传染性疾病的高发季节，发热、咳嗽等不仅是

COVID-19 的主要症状，也是儿童罹患其他传染病的常见症状。为此，笔者深感急需一本适合大众阅读的关于儿童传染病防护的图书，来解读可能危害儿童的各种传染病，提高公众认识，指导公众如何防护。

本书收录了我国《传染病防治法》中规定需要上报的、可能危害儿童健康的法定传染病。《传染病防治法》把传染病分为甲、乙、丙 3 类来进行管理。甲类传染病包括：鼠疫、霍乱。一旦发现须立即向患者发病所在地的卫生防疫机构报告并且要对患者进行隔离；城镇要求发病后 2 小时内通过传染病疫情监测信息系统上报，农村不得超过 6 小时。乙类传染病包括：新型冠状病毒肺炎、传染性非典型肺炎、艾滋病、病毒性肝炎、脊髓灰质炎、人感染高致病性禽流感、麻疹、流行性出血热、狂犬病、流行性乙型脑炎、登革热、炭疽、细菌性和阿米巴性痢疾、肺结核、伤寒和副伤寒、流行性脑脊髓膜炎、百日咳、白喉、新生儿破伤风、猩红热、布鲁氏菌病、淋病、梅毒、钩端螺旋体病、血吸虫病、疟疾。丙类传染病包括：流行性感冒、流行性腮腺炎、风疹、急性出血性结膜炎、麻风病、流行性和地方性斑疹伤寒、黑热病、包虫病、丝虫病，除霍乱、细菌性和阿米巴性痢疾、伤寒和副伤寒以外的感染性腹泻病。

我们"达医晓护"医学传播智库作为中国科协"科普中国"品牌，希望可以通过来自全国 20 个省区的智库专家团队的合力，打造一本符合儿童特点的科普读物，并通过"达医晓护"的全媒体平台，为家庭、学校乃至全社会提供保护儿童健康的有力武器。

最后，衷心感谢庄辉院士在百忙之中审阅本书并提出宝贵意见，感谢中国科普作家协会应急安全与减灾科普专委会给予的大力支持。

"达医晓护"医学传播智库

2021 年 1 月

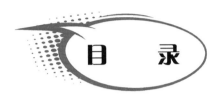

目　录

常见的传染病传播途径有哪些？

─◯ 经呼吸道传播

经呼吸道传播是呼吸系统传染病的主要传播方式，包括飞沫传播和气溶胶传播两种传播方式。经呼吸道传播传染病的流行特征主要有：①传播广泛，发病率高；②冬春季节高发；③少年、儿童多见；④在未经免疫预防的人群中，发病呈周期性；⑤拥挤和人口密度大的地区高发。

1. 经飞沫传播

经飞沫传播指的是含有大量病原体的飞沫在患者呼气、打喷嚏、咳嗽时经口鼻排入环境，大的飞沫迅速降落到地面，小的飞沫可以在空气里短暂停留，常局限于传染源周围。因此，经飞沫传播只能累及传染源周围的密切接触者。该类传播在一些拥挤的公共场所（如车站、学校、临时工棚、监狱等）较易发生。流感病毒、新冠病毒、脑膜炎双球菌、百日咳杆菌等常通过此方式传播。

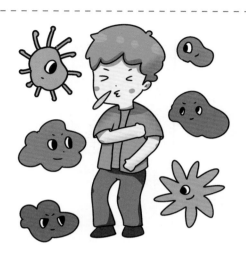

2. 经气溶胶传播

气溶胶传播是指飞沫在空气中失去水分后由剩下的蛋白质和病原体所组成的飞沫核以气溶胶的形式漂到远处，形成远距离的传播。其可在空气中存留的时间较长，一些耐干燥的病原体（如白喉杆菌、结核杆菌等）可以通过此方式传播。

经消化道传播（粪—口途径传播）

经消化道传播（粪—口途径传播）指的是：病原菌污染食物和水源以后，人食用被污染的食物和（或）饮用被污染的水后而发生的传播。常见的经消化道传播的疾病有：细菌性痢疾、伤寒、霍乱等。

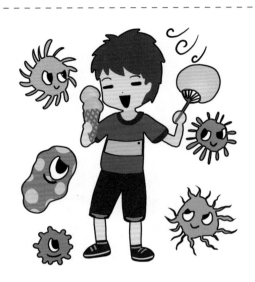

经消化道传播的传染病流行特征主要有：①潜伏期短，呈聚集性发病，有食用同一食物和（或）饮用同一水源史；②无职业、年龄、性别的差异；③停止食用被污染的食物、水源后，暴发或流行即可平息；④多发生于夏秋季节。

⟜ 经接触传播

经接触传播的传染病流行特征有：①一般很少造成流行，病例多呈散发，但可形成家庭或同一室内成员间的传播；②流行过程缓慢，无明显的季节性；③在卫生条件差、个人卫生习惯不良的情况下病例较多；④加强对传染源的管理及严格落实消毒措施后，可减少病例发生。其通常分为直接接触传播和间接接触传播。

1. 直接接触传播

在没有任何外界因素参与下，传染源与易感者直接接触而引起疾病的传播，如性病、狂犬病等。

2. 间接接触传播

易感者因接触被传染源排泄物或分泌物所污染的日常生活用品（如毛巾、餐具、门把手、电话柄等）所造成的传播，故又将此种传播方式称为日常生活接触传播。多种肠道传染病、部分呼吸道传染病、人畜共患病、皮肤传染病等均可经此途径传播。被污染的手在间接传播的过程中起特别重要的作用。还有接触被破伤风杆菌、炭疽杆菌、蛔虫卵污染的土壤而感染破伤风、炭疽和蛔虫病等也属于此类。

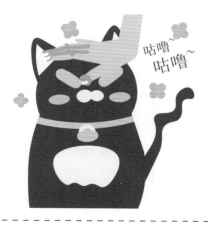

咕噜~
咕噜~

━━⊂ 经节肢动物传播

经节肢动物传播亦称虫媒传播，是以节肢动物作为传播媒介，其包括机械性携带和生物性传播两种方式。可作为传染病传播媒介的节肢动物甚多，如蚊、蝇、蚤、虱、蜱、螨等。

经节肢动物传播的传染病流行特征有：①地区性：病例分布与传播该病的媒介（节肢动物）分布一致；②季节性：发病率升高与节肢动物的活动季节一致；③某些传染病具有职业特点，如森林脑炎多见于伐木工人及野外作业的工人；④发病有年龄特点，旧疫区病例多见于儿童，新疫区病例无年龄差异；⑤人与人之间一般不直接传播。

其主要分为：

1. 机械性携带

节肢动物接触或吞食病原体后，病原体在它的体表或体内均不繁殖，且一般能存活 2 ~ 5 天。当它们再次觅食时，通过接触、反吐或随同它们的粪便将病原体排出体外而污染食品，当人们食用这些食品后可能被感染。例如，苍蝇能通过这种方式传播伤寒、细菌性痢疾等传染病。

2. 生物性传播

吸血节肢动物叮咬血液中含有病原体的宿主，使病原体随着宿主的血液进入节肢动物的肠腔，在肠道或其他器官发生感染，病原体在这些器官中进行繁殖后，或完成生活周期中某些阶段后开始具有传染性，然后再通过节肢动物的唾液、呕吐物或粪便污染食物、水源，病原体可通过此种方式进入易感机体。

经血液、体液传播

经血液、体液传播指的是病原体存在于携带者或患者的血液、体液中，健康人经过应用血制品、分娩、性交和静脉吸毒等方式发生传染的传播途径。如慢性乙型肝炎、慢性丙型肝炎和艾滋病等。

经血液、体液传播传染的病流行特征：

（1）一般见于慢性传染性疾病，如慢性乙型肝炎、慢性丙型肝炎、艾滋病等。

（2）无季节性、地区性分布特点。

（3）无职业、年龄、性别的差异，任何人都可以感染。

（4）严格血制品管理、避免高危行为（如吸毒、滥交等），可以大大降低流行趋势。

医源性传播

医源性传播指在医疗、预防工作中人为造成的某些传染病发生传播的传播途径。一类是指患者在接受检查、治疗时，由于所用的器械被污染或消毒不彻底而造成的传播，如电子胃镜消毒不彻底使接受检查的患者传染上慢性乙型肝炎等；另一类是应用被病原体污染的生物制品而引起的传播，如使用血制品发生的传播。

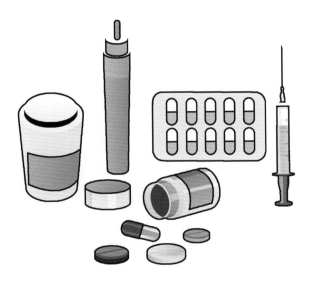

━○ 垂直传播

　垂直传播指病原体通过母体传给子代的传播途径，又称母婴垂直传播。如慢性乙型肝炎、艾滋病均可通过母婴垂直传播方式传染给宝宝。而前面所述的经呼吸道传播，经消化道传播，经接触传播，经节肢动物传播，经血液、体液传播和医源性传播均属于水平传播。

参考文献

1. 李立明. 流行病学. 北京：人民卫生出版社，2008：243 – 245.

新型冠状病毒肺炎

—⊂ 什么是新型冠状病毒感染?

新型冠状病毒肺炎是由世界卫生组织称为"2019-nCoV"的一种新型冠状病毒感染所致的急性感染性肺炎。"2019-nCoV"属于β属的新型冠状病毒,有包膜,颗粒呈圆形或椭圆形,常为多形性,直径 60 ~ 140 nm,其基因特征与 SARSr-CoV 和 MERSr-CoV 有明显区别,目前研究显示与蝙蝠 SARS 样冠状病毒同源性达 85% 以上,体外分离培养时,2019-nCoV 96 小时左右即可在人呼吸道上皮细胞内被发现,而在 Vero E6 和 Huh-7 细胞系中分离培养约需 6 天。

—⊂ 新型冠状病毒肺炎的传播途径有哪些?

经呼吸道传播和密切接触传播是主要的传播途径。在相对密闭的环境中长时间暴露于高浓度气溶胶的情况下,存在经气溶胶传播的可能。由于在粪便和尿液中可以分离到新冠病毒,病毒如果能在环境中长期存活，须注意通过粪便和尿液污染环境造成传播的可能。

─◯ 新型冠状病毒肺炎的常见症状有哪些?

以发热、乏力、干咳为主要表现。少数患者伴有鼻塞、流涕、咽痛、肌痛和腹泻等症状。重型病例多在一周后出现呼吸困难，严重者可快速进展为急性呼吸窘迫综合征、脓毒症和（或）低氧血症休克、难以纠正的代谢性酸中毒和凝血功能障碍。值得注意的是，重型、危重型患者病程中可为中低热，甚至无明显发热。

部分患者仅表现为低热、轻微乏力等，无肺炎表现，多在1周后恢复。从目前收治的病例情况看，多数患者预后良好，儿童病例症状相对较轻，少数患者病情危重。死亡病例多见于老年患者和有慢性基础疾病者。

─◯ 儿童预防新型冠状病毒肺炎需要注意什么?

1. 疾病大流行期间家长应当避免去人群密集的公共场所，避免访亲问友，外出须规范佩戴口罩，出行返家后应做好个人清洁后再接触儿童，对于小婴儿或新生儿，家长接触时都应戴好口罩。若咳嗽或打喷嚏，应用纸巾将口鼻完全遮住（如果来不及用纸巾，应将手臂遮挡自己的口鼻，再彻底清洗手臂），并将用过的纸巾立刻扔进封闭式垃圾桶内，然后用流动水洗手。

2. 疾病大流行期间避免亲吻宝宝，不对宝宝呼气、喘气，不和宝宝入嘴同一食物，不和宝宝共用餐具、饮具，不用嘴巴吹气的方式让食物变冷再喂食，天气寒冷时，家里门窗由于长时间关闭，加之人员的活动、烹饪等行为，均会导致室内环境污染浓度逐渐增高。因此，应适当开窗通风换气。户外空气质量较好时，早中晚均可通风，每次时间可控制在 15 ~ 30 分钟；户外空气质量较差时，通风换气频次和时间应适当减少。

为什么要选择适合宝宝的儿童口罩？

除了大小适合保护宝宝以外，绝大多数的儿童口罩都会有一些图案，不同的颜色和花纹，这会让宝宝减少抗拒心理和改变其不喜欢的状态。

儿童不愿意戴口罩怎么办？

对于大一点的宝宝，父母可以使用讲故事或者是讲道理的方法，直接告诉宝宝，为什么现阶段我们要戴口罩，如果不戴口罩可能会出现什么样的问题。而且作为父母来说，一定要以身作则，不仅宝宝要戴口罩，您自己也要把口罩戴好。

对于一些低龄的宝宝，可以采取一些办法，比如做游戏，讲故事，做一些相互的角色扮演（让宝宝给玩具戴口罩，然后和宝宝一起对着镜子戴口罩），反复多进行几次，绝大多数宝宝都是能够接受的。

一旦感染了新型冠状病毒怎么办？

1. 一旦确认或疑似感染了新型冠状病毒，须配合医师的安排，立即住院和（或）隔离治疗。

2. 住院期间，注意配合好治疗，保持乐观情绪、休息好、吃好、喝好、早睡早起，保持良好的状态，提高免疫力，这有助于患者早日康复。

3. 患者居家隔离期间注意保持乐观情绪、休息好、多喝水、多吃富含蛋白质和维生素的易消化饮食。

怎样预防新型冠状病毒感染？

1. 平时注意营养合理、适当锻炼，保持良好的身心状态，提高免疫力。

2. 勤洗手。餐前便后要洗手，外出归来要洗手，家长接触宝宝之前要洗手。

3. 平日养成晨起开窗通气的好习惯，每天至少 2 次，每次 15 ~ 30 分钟。

4. 在疫区，家长外出回家后要将外套衣裤挂在通风处吹风，更换外套和洗手后再接触宝宝。

5. 疫情流行期间如果出现发热伴有或不伴有呼吸道症状时，应及时佩戴口罩到医院发热门诊就诊。一旦感染，及时住院隔离，避免传染给他人。

6. 疫情流行期间，外出要佩戴口罩，并注意正确佩戴口罩的方式，不用手触摸口罩的表面。

参考文献

1. 疾病预防管理局. 新型冠状病毒肺炎防控方案. 第六版. 中华人民共和国国家卫生健康委员会，2020.

2. 应急总医院. 新型冠状病毒肺炎防控知识手册(电子版). 应急总医院，2020.

3. 李栋，崔元苑. 孩子不愿戴口罩怎么办？北京儿童医院专家：父母要以身作则. 人民健康网，2020 – 2 – 1. http：//health. people. com. cn/ n1/2020/0201/c14739 – 31566523. html.

流行性感冒

什么是流行性感冒？

感染了流行性感冒病毒后引起的呼吸道疾病称为流行性感冒。

流行性感冒病毒，简称流感病毒，其包括人流感病毒和动物流感病毒，人流感病毒分为甲（A）、乙（B）、丙（C）三型，是流行性感冒（流感）的病原体。其中甲型流感病毒易发生变异，已多次引起世界性大流行。例如，1918—1919年的大流行中，全世界至少有2000万~4000万人死于流感。乙型流感病毒的致病性也比较强，但是目前还没有发现乙型流感病毒引起过世界性大流行。丙型流感病毒只引起人类不明显的或轻微的上呼吸道感染，很少造成流行。

流行性感冒的传播途径有哪些？

主要传播途径是经呼吸道传播。少数也可通过接触被污染的手、日常用具等间接传播。

━○ 流行性感冒和普通感冒的症状有哪些？怎么区分？

流感是由流感病毒引起的呼吸道疾病，常在冬春季节流行。其发病急、全身症状多，以高热（可能1~2天内体温即上升到39℃以上）、咳嗽、咽痛及肌肉疼痛、乏力等为主要表现，有时也可引起肺炎，但不常见。值得注意的是，流感病毒侵袭的目标是呼吸道黏膜上皮细胞，如侵袭肠黏膜则会引起胃肠型流感。

普通感冒多因"着凉""劳累"等因素引起，以鼻塞、流鼻涕、打喷嚏为主要表现，无明显发热、头痛、肌肉疼痛等全身症状，多数患者症状较轻，一般不引起肺炎症状。

━○ 罹患流行性感冒怎么进行家庭护理？

1. 避免交叉感染

对于流感患儿，应及时回家休养，尽量避免与外界接触，防止交叉感染。

2. 室内环境

室内应勤通风，保持空气清新，同时也应尽量保持室内温度波动不大。在有暖气的房间，护理有咳嗽症状的患儿时，应适度加湿，室内湿度控制在 40%～50% 为宜，这有利于患儿的恢复。

3. 消毒清洁

应当及时对卫生间、厨房等容易沾水的台面进行消毒。患儿的饮食用具也应每日进行消毒，可用 100 ℃ 蒸煮的方式，时间为 20～30 分钟，这样即可完全杀灭流感病毒；台面消毒可以用消毒剂［乙醇（即酒精）、碘伏、含氯消毒剂、双氧水等］来杀灭流感病毒。

4. 饮食护理

饮食宜清淡，以易消化为主。多吃富含维生素的青菜水果；多饮水；谷类食物富含 B 族维生素，也可食用；同时也需适当搭配富含蛋白质的食品（如鸡蛋、豆腐等）。

5. 如果宝宝出现以下情况建议及时就医

①宝宝发烧超过 39 ℃，同时伴有食欲下降、精神不佳、呕吐等症状，应立刻就医；②发烧不到 39 ℃，但宝宝出现明显精神不振，吃不下东西，也建议及时就诊；③有明显流行病学接触史的宝宝，比如家里有人确诊患上流感，幼儿园有其他小朋友患上流感等，都意味着宝宝可能已被感染，应注意观察，宝宝一旦出现症状，尽早就诊。

怎么预防流行性感冒？

对于学龄前儿童应该从以下几个方面进行预防：

1. 适度增减衣服

秋冬换季时节是宝宝患病的高发期。此时天气逐渐转凉，要为宝宝灵活机动地增减衣服，原则上以宝宝感觉舒适为宜，切勿以家长自身感受，过多或过少给宝宝增减衣服。

2. 营养支持

宝宝的饮食既要有足够的营养，还要多样化，如蔬菜、水果、牛奶以及生长发育所必需的微量元素都要全面摄入，以达到均衡营养的效果。这样才能增强宝宝对疾病的抵抗力。喂食间隔期可以让宝宝多喝些白开水，这样既能促进机体代谢废物的排除，还可以保持鼻黏膜的湿润，有利于预防呼吸系统疾病。

3. 定时通风

居家每天都要开窗通风一段时间。以加强空气流通，这样可以有效预防呼吸系统传染病。

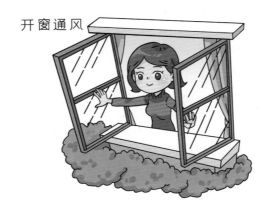

开窗通风

4. 勤洗手，戴口罩

流感病毒一般经呼吸道传播，宝宝应该尽量少去人群密集的地方，如果避免不了的话，应该给宝宝准备好合适的口罩。同时家长要盯紧宝宝，避免其用手直接去触摸口罩和（或）玩口罩。需要注意的是，帮宝宝摘下口罩时，应尽量避免触摸口罩向外部分，因为这部分可能已沾染病菌。

洗手

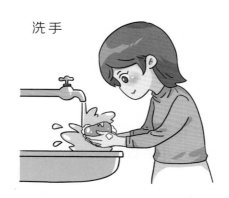

5. 预防二次感染

病愈后2周内，宝宝的抵抗力仍较差，此时应注意预防其他病原体（包括流感病毒的其他亚型）再次感染宝宝。

学龄儿童应该从以下几个方面进行预防：

1. 养成良好的个人卫生习惯，勤洗手，特别是饭前便后，触摸眼睛、鼻或口腔后，尽量用洗手液、肥皂或流动水洗净。

2. 家长应注意宝宝周围有无流感患者，尽量避免接触流感患者，不得不接触时需做好个人防护，如佩戴口罩等。

戴口罩

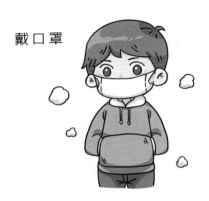

3. 根据气温变化为宝宝增减衣物、营养均衡、加强锻炼、保证睡眠，以增强体质和提高免疫力。

增强抵抗力

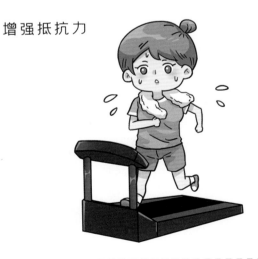

4. 接种流感疫苗是最好的预防方法，除特殊情况，建议在流感季节来临前，在医务工作者指导下为宝宝接种流感疫苗。

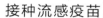

接种流感疫苗

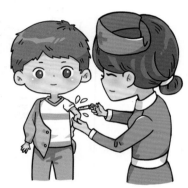

参考文献

1. 李兰娟，任红. 传染病学. 第 8 版. 北京：人民卫生出版社，2013：55－58.

2. 重庆三博江陵医院. 冬季，如何预防宝宝上呼吸道疾病. 搜狐网，2020－12－1. https://www.sohu.com/a/435556217_100260357.

病毒性肝炎

病毒性肝炎是由嗜肝病毒引起的以肝脏病变为主的一种传染病，目前公认的嗜肝病毒有甲型肝炎病毒（hepatitis a virus，HAV）、乙型肝炎病毒（hepatitis b virus，HBV）、丙型肝炎病毒（hepatitis c virus，HCV）、丁型肝炎病毒（hepatitis d virus，HDV）和戊型肝炎病毒（hepatitis e virus，HEV）。其中除乙型肝炎病毒为 DNA 病毒外，其余均为 RNA 病毒。临床上主要以食欲减退、恶心、上腹部不适、肝区痛、乏力为主要表现，部分患者可有黄疸、发热、肝大并伴有肝功能损害。

甲型病毒性肝炎

1. 什么是甲型肝炎病毒？

HAV 是小核糖核酸病毒科中的一员，为嗜肝 RNA 病毒属，其主要侵犯的器官是肝脏，一般认为 HAV 不直接引起肝细胞病变，而是通过感染肝细胞以后诱发的免疫反应引起的肝脏损害。

2. 什么是甲型病毒性肝炎？

甲型病毒性肝炎简称甲型肝炎、甲肝，是由 HAV 引起的，以肝脏炎症为主要表现的传染病。其一年四季均可发病，但多发于春秋季节。常见于儿童与青少年，成人感染甲肝后的临床症状相对较重。

3. HAV 病毒是怎么传播的？

甲肝患者和无症状感染患者都是感染源。甲肝病毒以粪—口途径为主要传播方式，病原体从感染源的粪便中排出后，健康人群接触到被污染的物体，从而被感染，一般为散发流行，多发生在集体单位（幼儿园和学校等）中。HAV 病毒也可以通过污染水源和食物进行传播，特别是水生贝类，可以引发流行。

4. 小儿甲肝常见的临床表现有哪些？

（1）食欲减退。可明显感觉到患儿食欲减退，甚至平常喜欢吃的食物都不想吃，尤其是油腻食物。严重者有恶心、呕吐等消化道症状。

（2）精神差。患儿常无明显诱因出现疲劳乏力感或精神萎靡、突然不爱玩耍、嗜睡等。

（3）发热、寒战。无明显诱因出现发热、寒战。

（4）眼睛、皮肤泛黄。

（5）大小便异常。患儿小便颜色加深，呈茶水样色，大便不成形或出现腹泻、粪便发白等症状。

5. 怎么预防甲肝？

（1）注意日常卫生。避免患儿与甲肝患者共用餐具、杯具等，减少公共厕所的使用，家庭厕所要保证清洁。

（2）注意饮食卫生。对一些易携带病原体的食物（如螺蛳、螃蟹、贝类等）一定要煮熟蒸透后再食用，杜绝生吃、半生吃及腌制后直接食用等不良饮食习惯。同时也要避免饮用生水。

（3）接种甲肝疫苗。

6. 甲肝疫苗有哪些？

目前甲肝疫苗分为甲肝灭活疫苗和减毒活疫苗两大类，其作用机制都是通过侵入人体，引起人体的免疫反应，从而使人体产生免疫记忆，来达到免疫的效果。

（1）减毒活疫苗（自费）为冻干减毒活疫苗，接种对象为18月龄以上的儿童。接种方法为：每人次剂量为 1.0 mL，于上臂外侧三角肌附着处皮下注射。接种时需注意，如果近期注射过丙种球蛋白应间隔一个月后再接种本疫苗。

其常见的不良反应有：①接种 24 小时后，注射部位可出现疼痛和触痛，一般 2~3 天内自行消失。②接种后 1~2 周内，可出现一过性发热反应。③接种疫苗后，偶有皮疹出现，一般不需要特殊处理。

其罕见不良反应有：重度发热反应，此时应给予患儿物理降温避免发生高热惊厥，必要时及时就医。

其极罕见不良反应有：①过敏性休克。②过敏性皮疹。③过敏性紫癜。

（2）灭活疫苗（免费）全程免疫，基础免疫接种一针后6个月再接种一针作为加强免疫，其一般不会有严重的反应，注射后少数情况可能出现局部疼痛、红肿，一般在72小时内可自行缓解。

无论是甲肝减毒活疫苗还是甲肝灭活疫苗均属于国家免疫规划疫苗范围，两者的区别是减毒活疫苗中的活性虽然降低，但仍具活性，可在儿童体内增殖，长时间和机体细胞发生作用，可诱导较强的免疫力。但对有免疫缺陷的宝宝来说，应使用灭活疫苗，不宜接种减毒活疫苗。

乙型病毒性肝炎

1. 什么是乙型肝炎病毒？

乙型肝炎病毒属嗜肝DNA病毒科，基因组是双链、不完全闭合的环形DNA。它的直径为42 nm，脂蛋白外壳上携带乙型肝炎表面抗原HBsAg。

2. 什么是乙型病毒性肝炎?

乙型病毒性肝炎简称乙型肝炎、乙肝,是由 HBV 引起的以肝脏病变为主要表现的传染病。其分为急性感染和慢性感染,部分患者在急性感染乙肝病毒后,通过自身免疫反应清除病毒,达到痊愈并获得终身免疫;如果 HBV 持续感染超过 6 个月以上,导致肝脏发生不同程度炎症坏死和(或)肝纤维化称为慢性乙型肝炎。

3. HBV 病毒是怎么传播的?

急性乙肝患者、慢性乙肝患者和乙型肝炎病毒携带者是主要传染源。其主要传播途径是经血液、体液传播(包括输血或血制品、性传播、共用注射器吸毒、静脉药瘾等);其次是母婴垂直传播(包括宫内感染,分娩过程中婴儿因破损的皮肤或黏膜接触母亲的血、羊水或阴道分泌物等感染)及分娩后哺乳等与母亲密切接触过程中发生的传播。

4. 急性乙肝的常见症状有哪些?

(1)轻度乙肝。此类患者病情较轻,症状不典型,或出现轻微乏力、头晕、食欲减退、厌食油腻和肝区触痛等症状。

(2)中度乙肝。患者症状表现介于轻度与中度之间。

(3)重度乙肝。患者有明显或持续的乏力、食欲不振、腹胀、尿黄、大便不成形等症状。甚至出现面容晦暗、肝掌(大小鱼际和指腹处皮肤发红)、蜘蛛痣、肝脾肿大等症状。

5. 慢性乙肝的常见症状有哪些？

大多数慢性乙肝患者可以没有明显症状，或者出现程度不等的乏力、食欲减退、厌食油腻、肝区不适、腹胀、尿黄、大便不成形等症状。

慢性乙肝患者在病情活动的时候，如果没有及时进行有效的抗病毒治疗，病情可能呈进行性发展，最终部分患者可能会经过慢性乙型肝炎/肝纤维化→肝硬化→原发性肝癌这样一个三部曲的过程。

6. 怎么预防乙肝？

（1）接种乙肝疫苗是预防乙肝最有效的办法。

（2）养成良好的卫生习惯，不共用牙刷、毛巾等私人物品。

（3）不要为幼儿咀嚼食物。条件允许下，建议行分餐制。

（4）应定期体检，常规检测乙肝五项。家长如果怀疑自身患有乙肝应及时检查，避免无意间传染给儿童。

（5）成年人应注意个人性行为，每次性生活应使用避孕套。

（6）除非必需，应尽量避免输血或血制品。

7. 什么是乙肝疫苗？

乙肝疫苗是用于预防乙肝病毒感染的疫苗。有血源性疫苗和基因工程疫苗。血源性疫苗来自于单纯乙肝 HBsAg 携带者，经过灭活后使用，现在已经基本不用，目前常规使用的是基因工程疫苗。

接种乙肝疫苗是预防乙肝病毒感染的最有效方法。疫苗接种后，可使人体产生保护性的中和抗体，从而具有了预防乙肝的免疫力，达到预防乙肝感染的目的。

8. 乙肝疫苗如何接种？

按时注射乙肝疫苗可以预防乙肝病毒感染。如果新生儿的父母均没有乙肝，新生儿出生后应尽快（一般在 8 小时内）给予基因工程乙肝疫苗 1 支，肌肉注射，注射部位为上臂三角肌（儿童、成人都一样），1 个月后，再打 1 支，6 个月后再打 1 支，一共 3 针，此方案称为 0、1、6 方案。

儿童和成人打疫苗前应该先进行检查，如果乙肝三系统检查均是阴性，转氨酶正常，可以按 0、1、6 方案进行乙肝疫苗接种。其免疫成功率为 90% 以上，免疫成功的标志为乙肝表面抗体转为阳性，保护时间可达 2 年以上，接种者应该定期复查乙肝三系，只要表面抗体依然存在并大于 10 mIU，就具有保护性。

9. 宝宝得了乙肝怎么办？

（1）饮食上可以吃一些富含维生素、高蛋白的食物，避免进食辛辣刺激以及霉变和腌制过的食物。

（2）要定期复查以评估疾病的状态，以便病情有进展时能及时发现、及时治疗。

（3）不适随诊。

⸺🔲 丙型病毒性肝炎

丙型病毒性肝炎简称丙肝，是由属于黄病毒科的丙型肝炎病毒感染引起的肝脏炎症性疾病，感染后慢性化程度很高。多数患儿感染后病情隐匿、症状及体征不明显，仅在体检时或因其他疾病检查时发现。其急性发作时，常见症状为乏力、活动耐力下降、厌食、腹部不适等。部分患儿可转为慢性迁延性肝炎或慢性活动性肝炎。也有些患儿表现为面色暗黄、肝掌、肝脾肿大。脓毒血症可呈持续性或间歇性，自然痊愈的可能性极小，部分患儿可发展为肝硬化，在已发展为肝硬化的基础上，部分患者会发展成原发性肝癌。

丙型肝炎的传播途径和乙型肝炎相同，即经血液、体液传播［输血或血制品、静脉药瘾（如吸毒等）传播、性传播］和母婴垂直传播。儿童丙肝主要通过母婴垂直传播。目前尚无有效的丙型肝炎疫苗以预防丙肝，预防丙肝传播的主要措施是不要随意输血或血制品、避免发生高危性行为，也不要共用注射器。

目前，慢性丙型肝炎经过直接抗病毒的小分子化合物可以在短时间内治愈。

——◯ 丁型病毒性肝炎

丁型病毒性肝炎是由丁型肝炎病毒与乙型肝炎病毒共感染而引起的传染病。HDV 是一种缺陷病毒，其感染人体必须依赖于 HBV 存在，故其传播途径与乙型肝炎相似。HDV 与 HBV 重叠感染后，可促使肝损害加重。易发展为慢性活动性肝炎、肝硬化和重型肝炎。

——◯ 戊型病毒性肝炎

戊型病毒性肝炎主要由戊型肝炎病毒感染所致，其多发于高温多雨季节，尤其在洪涝灾害造成粪便对水源广泛污染的地区，多发生于 20 岁以上的青壮年人群，儿童也可能感染，其传播途径和甲型肝炎相似，主要是通过粪—口途径传播，因此预防戊型病毒性肝炎的方法与甲型病毒性肝炎类似。2012 年我国厦门大学自主研发了戊型肝炎疫苗，按照 0、1、6 的方案接种，保护有效率高达 90% 以上。

参考文献

1. 李兰娟, 任红. 传染病学. 第 8 版. 北京：人民卫生出版社, 2013：17 – 43.

流行性乙型脑炎

什么是流行性乙型脑炎

流行性乙型脑炎是一种由乙型脑炎病毒（乙脑病毒）引起的以中枢神经系统改变为主的疾病，曾经称为大脑炎。

流行性乙型脑炎的传播途径有哪些？

流行性乙型脑炎主要是经节肢动物传播（蚊虫叮咬传播）的，具有一定的季节性和地域性，常发生于蚊虫比较活跃的7—9月，尤其是7月下旬和8月上旬，此时气温高，雨量大。蚊虫多的区域发病率高。

流行性乙型脑炎会发生人传人么？

因为家畜是本病的传染源，蚊虫叮咬家畜后又叮咬人体才会造成人发病。人感染乙脑病毒后血中带有病毒的时间短暂，且血中病毒量少，故不会因为蚊虫叮咬乙脑患者而造成人与人之间的传播。

流行性乙型脑炎的常见症状有哪些？

当携带病原体的蚊虫叮咬人体后，经过一定的潜伏期，患者就会出现中枢神经系统的感染症状，比如高热、意识模糊、抽搐、昏迷，甚至导致死亡，应及早诊治。

儿童流行性乙型脑炎的诊断依据是什么？

1．主要临床症状

患儿常有 1～3 日的初热期，而后出现头痛、嗜睡、精神萎靡、食欲不振，幼儿可有腹泻。重者急起高热，体温持续上升至超高热，反复惊厥不止，昏迷和呼吸衰竭，甚至发生脑疝。

2．体格检查要点

（1）多起病急骤，发热伴头痛、神志淡漠、昏迷、喷射性呕吐。

（2）发生中枢性呼吸衰竭时，表现为呼吸不规则，浅表，出现低氧血症表现，随着脑水肿的加重，可出现颅内压增高，血压升高。

（3）颅内压增高明显时，双侧瞳孔对光反射迟钝、消失，出现瞳孔不等大，不规则。对光反射消失则是脑疝出现的信号。

（4）随着脑组织水肿的加重，逐渐出现病理反射、脑膜刺激征，浅反射减弱至消失，重型和极重型可出现定位体征。

3．实验室检查

（1）血常规

外周血白细胞计数大多增高，发病最初3～5日内以中性粒细胞为主，达80%以上，部分患儿血常规始终正常。约60%的患儿红细胞沉降率增快。

（2）脑脊液

无色透明或微浑，压力增高，白细胞（50～500）×10^6/L，发病初2～3日以中性粒细胞为主，以后则淋巴细胞占优势，蛋白轻度升高，糖与氯化物正常。有1%～5%的患儿脑脊液正常。

儿童流行性乙型脑炎是怎样治疗的?

流行性乙型脑炎是病毒感染性疾病，没有特效药治疗。对于儿童流行性乙型脑炎，应积极采用综合性抢救措施，首先要退热，同时止痉和降低颅内压，预防脑疝和呼吸衰竭发生，可酌情短程应用糖皮质激素。

⊂ 确诊流行性乙型脑炎后怎么进行家庭护理？

要及时就医，康复期患儿可以居家护理。

1. 让宝宝卧床休息，多喝水。

2. 多给宝宝测体温，若高于38.5℃，可服用退烧药退热。

3. 发现患儿体温持续不退，精神不好，呕吐，频繁抽风，应立即到医院就诊。

4. 对于有后遗症的患儿，可在医师指导下对患儿进行中枢神经系统功能锻炼。

⊂ 怎么预防流行性乙型脑炎？

1. 注意避免蚊虫叮咬。

2. 做好乙脑疫苗接种。

⊂ 流行性乙型脑炎疫苗有哪些？应该什么时候接种？

乙脑疫苗分为减毒活疫苗和灭活疫苗两类。

1. 减毒活疫苗共接种2次，分别在8月龄和2周岁时各接种1次。减毒活疫苗不良反应相对发生率要低，主要表现为局部接种部位的硬结和发热等全身症状，目前接种减毒活疫苗相对较多。

2．灭活疫苗共接种 4 次，在 8 月龄时接种 2 次，间隔 7～10 天，然后在 2 周岁和 6 周岁时分别各再接种 1 次。灭活疫苗首次接种时不良反应很少，但在复种时，会有荨麻疹、头晕等不良反应。

参考文献

1．李兰娟，任红．传染病学．第 8 版．北京：人民卫生出版社，2013：86－92．

流行性脑脊髓膜炎

——◯ 什么是流行性脑脊髓膜炎

流行性脑脊髓膜炎简称流脑，是由脑膜炎双球菌引起的化脓性脑膜炎。致病菌由鼻咽部侵入血循环，形成败血症，最后局限于脑膜及脊髓膜，形成化脓性脑脊髓膜病变。

——◯ 流行性脑脊髓膜炎的传播途径有哪些?

感染后病原菌主要通过患者咳嗽、打喷嚏，借空气飞沫由呼吸道直接传播。传染源是带菌者和流脑患者。流脑隐性感染率高，流行期间人群带菌率高达 50%，所以带菌者是更为重要的传染源。人群普遍易感，但是儿童发病率高。

——◯ 流行性脑脊髓膜炎的常见症状有哪些?

1. 轻型

多见于流脑流行时，病变轻微，临床表现为低热、轻微头痛及咽痛等上呼吸道症状，皮肤可有少数细小出血点和脑膜刺激征。脑脊液多无明显变化，咽拭子培养可有病原菌。

2. 普通型

最常见，占全部病例的90%以上。分为4期，其特点分别为：

（1）前驱期（上呼吸道感染期）

持续1~2天，可有低热、咽痛、咳嗽等上呼吸道感染症状。多数患者无此期表现。

（2）败血症期

突发或前驱期后突然寒战、高热、伴头痛、肌肉酸痛、食欲减退及精神萎靡等毒血症症状。幼儿则有哭闹不安、拒抱及惊厥等。少数患者有关节痛、脾肿大。此期的特征性表现是皮疹，通常为瘀点或瘀斑，70%~90%患者有皮肤或黏膜瘀点或瘀斑，直径1 mm~2 cm，开始为鲜红色，后为紫红色，最早见于眼结膜和口腔黏膜，大小不一，多少不等，分布不均，以肩、肘、臀等易受压处多见，色泽鲜红，后变为紫红。严重者瘀斑迅速扩大，其中央因血栓形成而出现紫黑色坏死或形成大疱，如坏死累及皮下组织可留瘢痕。多数患者12~24小时发展至脑膜炎期。

（3）脑膜炎期

脑膜炎症状多与败血症期症状同时出现。在前驱期症状基础上出现剧烈头痛、频繁呕吐、狂躁以及脑膜刺激征等症状，血压可升高而脉搏减慢，重者胡言乱语、神志障碍及抽搐。通常在2~5天后进入恢复期。

（4）恢复期

经治疗后体温逐渐降至正常，皮肤瘀点、瘀斑消失。大瘀斑中央坏死部位形成溃疡，后结痂而愈，症状逐渐好转，神经系统检查正常。约10%患者出现口唇疱疹。患者一般在1~3周内痊愈。

——○ 儿童流行性脑脊髓膜炎的诊断依据是什么？

1. 流行病学资料

该病冬、春季节发病较多，2—4月为发病高峰期，全年可散发。就诊时，家长应向医师叙诉患儿有无流行病接触史以及预防接种情况。

2. 主要临床症状

儿童患者多起病急骤，常急起发热伴头痛、寒战、神志淡漠、喷射性呕吐。重者全身毒血症状明显，精神极度萎靡，反复惊厥，神志不清、昏迷，并有面色苍白、四肢厥冷等休克表现。

3. 体格检查要点

（1）普通型

主要显著的体征为瘀点，85%的患儿可见。先为玫瑰疹，后迅速转为瘀点、瘀斑，以胸腹部和下肢多见，脑膜刺激征阳性。

（2）休克型（华弗综合征）

广泛皮肤、黏膜瘀斑且迅速发展或融合成大片状，中央坏死，同时出现皮肤花纹、四肢厥冷、脉细速、呼吸急促、血压迅速下降或测不出。但脑膜刺激征大多阴性。

（3）脑膜脑炎型

除皮肤大片状瘀斑外，可有意识障碍、反复惊厥或昏迷，瞳孔大小不等、边缘不整、对光反射迟钝或消失，颈项板样强直，脑膜刺激征显著阳性，并出现眼球固定，呼吸节律不整，呈潮式呼吸，最终呼吸减慢甚至停止。

（4）混合型

兼有以上三种类型的临床表现。

4.实验室检查

（1）血常规

外周血常规白细胞计数增高，以中性粒细胞为主，但重症流脑患儿白细胞计数反而降低，若有 DIC 发生的趋势，则血小板计数下降。

（2）脑脊液

外观混浊或米汤样，压力增高。白细胞计数每毫升高达数千，以中性粒细胞为主，蛋白含量明显增高，糖降低，涂片可发现革兰阴性双球菌。

⎯⊂ 儿童流行性脑脊髓膜炎是怎样治疗的？

1. 抗感染治疗

流行性脑脊髓膜炎是一种细菌感染性疾病，抗生素是特效抗感染药物，应选用易通过血脑屏障的药物。一般采用青霉素或氨苄西林；当其无效时或暴发型病例可用第三代头孢菌素（头孢曲松、头孢噻肟等），疗程一般为 7～10 日。

2. 对症支持治疗

临床儿科医师一般应用综合性抢救措施来维持生命。如出现休克时，需要扩充血容量，纠正酸中毒后用血管活性药物，积极抗 DIC 治疗；如出现颅内压增高、抽搐时，需要降低颅内压，同时止痉，防止和抢救呼吸衰竭与心力衰竭。可短程使用大剂量糖皮质激素作冲击疗法。

⎯⊂ 确诊流行性脑脊髓膜炎后怎么进行家庭护理？

患病后要及时就医，康复期患儿可居家护理。

（1）要隔离患儿，从发病起至少隔离 7 天。

（2）应给予易消化而营养丰富的饮食。若有服用磺胺类药物，为了避免其结晶堵塞输尿管等，要多喝水。

（3）注意密切观察患儿的一般情况，并经常检查出血点是否增多。

（4）不要随便搬动头部。还要注意皮肤卫生，防止出血点和瘀斑继发感染。

（5）要与医师密切配合积极治疗，医师所给予的治疗方案都是从循证医学角度出发的，患儿及家属切不可私下随意更改。此病一定要早发现、早诊断、早期合理治疗，才不至于落下后遗症。否则可导致脑积水发生、智力低下、耳聋等严重后果。

怎么预防流行性脑脊髓膜炎？

1. 接种流脑疫苗，是预防流脑疾病的最佳途径。

2. 流行期间应尽量避免大型集会及集体活动，不要带儿童到公共场所，外出应戴口罩。不探视流脑患者。

3. 要注意个人卫生，饭前便后勤洗手。

4. 饮食要合理，多食新鲜食物。

5. 避免过度劳累，注意休息和运动锻炼，提高身体抵抗力。

6. 加强疾病监测，做到早发现、早诊断、早报告、早隔离并及早就近住院医治患者。

7. 如疫情发生在学校等人群聚集场所，要叮嘱宝宝做好接触物品前、后的消毒，以及个人防护。

──◯ 流行性脑膜炎疫苗是不是需要每年都接种呢?

1. 流脑疫苗共接种 4 剂,第 1、第 2 剂使用的是 A 群流脑疫苗,儿童自 6 月龄至 18 月龄接种第 1、第 2 剂,第 1、第 2剂为基础免疫,接种间隔应不少于 3 个月;第 3、第 4 剂为加强免疫,用 AC 群流脑疫苗;3 岁时接种第 3 剂,与第 2 剂间隔时间不少于 1 年;6 岁时接种第 4 剂,与第 3 剂接种间隔不少于 3 年。

2. 如果当地有流脑疫情发生的情况,可以每年接种的。

参考文献

1. 李兰娟,任红. 传染病学. 第 8 版. 北京:人民卫生出版社,2013:
   207 - 212.

巨细胞病毒感染

──○ 什么是巨细胞病毒感染？

巨细胞病毒感染是由巨细胞病毒（cytomegalovirus，CMV）感染引起的。其临床表现与个体的免疫功能状态密切相关。免疫功能正常者感染后，多表现为隐性感染，部分为单核细胞增多症样表现。免疫功能缺陷者因输血（血液制品）或器官移植等感染 CMV 后，可表现为单个或多个脏器受累，最常见的有间质性肺炎、肝炎、胃肠炎、视网膜炎等。

CMV 患者和不显性感染者可长期或间歇从唾液、泪液、宫颈分泌物、尿液、精液、粪便、血液或乳汁中排出此病毒，成为传染源。

──○ 巨细胞病毒感染的途径有哪些？

一般分为先天性感染和后天性感染。

1. 先天性感染

孕妇感染 CMV 后，通过胎盘将此病毒传播给胎儿，母亲在感染后可产生抗体，以后再次生育胎儿受感染的机会较少或症状较轻，甚至无症状，但不能完全阻止垂直传播的发生。

2. 后天获得性感染

包括围产期新生儿经产道或母乳感染。主要通过密切接触感染，经飞沫或经口感染，也可经输血、器官移植感染。

巨细胞病毒感染的临床表现有哪些？

1. 先天性感染

部分患儿在出生后有明显症状，表现为肝脾肿大、持续性黄疸、皮肤瘀点、小头畸形、脉络膜视网膜炎、智力低下和运动障碍等。上述各项表现都可单独存在，并可伴有生长缓慢、烦躁、有时发热，体温可升高至 40 ℃。但因出生时仅有小部分患儿有临床症状，故多数不能确定诊断。

如生后数月至数年才出现症状者，也可表现为听力丧失，轻度神经系统症状及发育障碍，以致影响学习。

先天性巨细胞感染患儿，可出现各种先天畸形，可有痉挛状态、两侧瘫痪、癫痫样抽搐、视神经萎缩、耳聋（少数患儿发生耳聋），并可对细菌感染的敏感性增加。有的无症状先天性 CMV 感染的患儿，虽然体格发育正常，但仍可有先天畸形及听力损害，其发生率和严重程度均低于有症状的患儿。

2. 后天获得性感染

临床表现一般较轻，但其症状的发生率仍比成人高，表现为肝、脾和淋巴结肿大、皮疹、支气管炎或肺炎等，也可出现肝炎。与先天性感染患儿不同，后天获得性感染患儿神经系统极少被侵犯。

儿童感染常通过呼吸道获得，常为不显性，成为长期带毒者，偶可出现迁延性肝炎或间质性肺炎。

多次接受新鲜血液输血的患儿，也可能发生此病，其表现可酷似传染性单核细胞增多症，但 EB 病毒衣壳抗原的嗜异凝集反应和 IgM 抗体始终阴性，也可引起溶血性贫血或感染性末梢神经炎。

免疫功能正常的青少年和成人感染后多为隐性感染，偶有单核细胞增多症样表现（发热、皮疹、肝功能损伤，常无咽峡炎，嗜异凝集试验阴性）。

怎样诊断儿童巨细胞病毒感染？

儿童巨细胞病毒感染的诊断主要依据上述的临床表现，以及下述的这些实验室检查。

1. 病毒分离

此法最可靠、特异性最强。尿标本中病毒量高，虽排病毒持续时间可达数月至数年，但为间歇性，多次尿培养分离可提高阳性率。此外，脑脊液、唾液等可行病毒分离。

2. CMV 标志物检测

在各种组织或脱落细胞中可检测出典型的包涵体、病毒抗原或基因等 CMV 标志物，其中特异性高、敏感的方法是采用 DNA 杂交试验检测患儿样本 CMV 或采用 PCR 技术体外扩增特异性 *CMV* 基因片段检出微量病毒。取新鲜晨尿或脑沉渣涂片，在光镜下找典型病变细胞或核内包涵体。此法特异性高，但阳性率低，有时需现采样才能获得阳性结果。

3. 血清 CMV

IgG、IgM、IgA 抗体：IgM、IgA 抗体不能通过胎盘，因此，脐血或新生儿生后 2 周内血清中检出 IgM、IgA 抗体是先天性感染的标志，但其水平低，故阳性率低。IgG 可通过胎盘，从母体获得的 IgG 在生后逐渐下降，6~8 周降至最低点，若血清 IgG 滴度升高持续 6 个月以上，提示宫内感染。

━◁ 怎样治疗儿童巨细胞病毒感染？

更昔洛韦（丙氧鸟苷，ganciclovir）有一定疗效，疗程一般为 6 周。其不良反应主要有白细胞和血小板减少、肝功能损害和脉络膜视网膜炎等。

——Ｃ 怎样预防巨细胞病毒感染？

1. 产前预防

（1）严格按照医嘱做好孕期检查，先天性 CMV 感染对幼儿危害极大，至今尚无有效的抗病毒手段，因此做好孕妇的孕期检测显得极为重要。

（2）当孕妇孕期检测发现 CMV 病毒抗体阳性或者转阳，可考虑终止妊娠，这样可减少畸形患儿及严重感染患儿的出生，达到优生目的。

（3）孕妇可进行适当的锻炼，提高免疫力，预防感染发生。

2. 产后预防

（1）做好环境卫生工作，在宝宝出生后不久的这段时间，不管对于产妇还是宝宝，免疫力都是很低的，在被病毒污染的环境中容易发生感染。

（2）注意饮食卫生，因为此时宝宝饮食多数以母乳为主，假如在此期间妈妈被感染，是可以通过母乳传递给宝宝的，因此要注意饮食卫生。

（3）做好相关隔离，如果在宝宝出生后发现妈妈有巨细胞病毒感染，应当停止哺乳，等妈妈恢复之后再正常哺乳。

宝宝确定感染了巨细胞病毒，家长应该怎么做？

1. 严格按照医嘱进行照顾

确诊巨细胞病毒感染后，医师会根据宝宝的感染或患病程度，给予针对性的治疗。故需要家长严格按照医嘱执行，不私自增减疗程、药物，以免耽误治疗。

2. 注意休息，适度多喝水。

3. 科学搭配饮食

宝宝生病的时候，消化吸收能力会大大降低，这时应该让宝宝少吃一些肉、蛋、鱼、虾等富含蛋白质的食物，以免造成身体的负担。谷物类不但容易消化吸收，还可以为宝宝身体的自我修复提供充足而无负担的能量，而粗杂粮中富含的 B 族维生素对细胞黏膜有较好的修复作用。

参考文献

1. 李兰娟，任红. 传染病学. 第 8 版. 北京：人民卫生出版社，2013：101 - 104.
2. 宋婉睿. 对感染了巨细胞病毒的孩子，妈妈要如何照顾. 搜狐网，2015 - 2 - 2. https://m. sohu. com/a/854505_113544.

单纯疱疹病毒感染

什么是单纯疱疹病毒感染？

　　单纯疱疹病毒（herpessimplex virus，HSV）属人类疱疹病毒科，α 亚科，单纯疱疹病毒属。HSV 具有能长期潜伏、反复发作及嗜神经组织的特点。根据基因组的限制性内切酶图谱和编码的蛋白质的不同，分为 HSV- Ⅰ 和 HSV- Ⅱ 两个亚型，两者有 50% 的同源性。HSV- Ⅰ 主要以面部和腰以上的皮肤、黏膜以及中枢神经系统的病变为主，偶见于外生殖器；HSV- Ⅱ 主要以生殖器和腰以下的皮肤、黏膜病变为主，偶见于口腔病变。HSV 感染的重要特点为病毒可长期存在于体内。

　　单纯疱疹病毒感染可分为原发型与复发型两型。

　　初发单纯疱疹潜伏期为 2 ~ 12 天，平均为 6 天，多发生在婴幼儿或儿童，常为隐性感染，偶有症状。病毒感染后潜伏在神经节中，在某些因素如发热、日晒、月经、情绪激动、手术、应用糖皮质激素及某些感染（如大叶性肺炎、流行性脑脊髓膜炎、疟疾、流感及普通感冒等）使免疫功能低下的情况下，常引起复发。原发型单纯疱疹皮肤黏膜损害常需 2~3 周愈合，而复发型单纯疱疹的皮损大多于 1 周内即可消失。

单纯疱疹病毒传染途径有哪些？

人是单纯疱疹病毒唯一的自然宿主，此病毒存在于患者、恢复者或者是健康带菌者的水疱液、唾液及粪便中，传播方式主要是直接接触传染，亦可通过被唾液污染的餐具而间接传染。

单纯疱疹病毒的临床表现有哪些？

临床上分为局部感染和全身感染。

1. 局部感染

（1）皮肤疱疹

多见复发疱疹或成人初发性疱疹。可发生于身体的任何部位，好发于皮肤黏膜交界处，以唇缘、口角、鼻孔周围等处多见。初起局部皮肤发痒、灼热或刺痛，进而充血、红晕，后出现针头或米粒大小簇集水疱群，基底微红，水疱彼此并不融合，但可同时出现多簇水疱群。水疱壁薄，疱液清亮，短期自行溃破、糜烂、渗液，2~10 天后干燥结痂，脱痂后不留瘢痕。

（2）口腔疱疹

表现为口腔黏膜、舌部、齿龈、咽部甚至食管出现大面积水疱，随之变为溃疡。患者局部疼痛、拒食、流涎，可伴发热及颌下淋巴结和（或）颈淋巴结肿大。多见于儿童。

（3）生殖器疱疹

主要为 HSV-Ⅱ型感染所致。生殖器、会阴、外阴周围、股部和臀部皮肤均可受累，出现疱疹、溃疡及点片状糜烂。少数患者因发生骶神经根炎导致神经痛、尿潴留或便秘。

（4）眼疱疹

表现为单疱性角膜炎、结膜炎，大多为单侧性，常伴患侧眼睑疱疹或水肿及耳前淋巴结肿大。反复发作者可致角膜溃疡、混浊，甚至穿孔致盲。

（5）疱疹性甲沟炎

手指的 HSV 是原发口或生殖器疱疹的一种并发症。病毒可经手指上皮肤破损处进入或由于职业及其他原因而直接进入手指表皮内，疱疹病变常发生于末端指节，深入至甲床形成蜂窝状坏死，故局部疼痛剧烈，呈跳痛样，常伴有发热、肘窝和腋窝淋巴结炎。经常裸手接触疱疹患者的牙医和护士易有感染本病的危险。

（6）新生儿疱疹

新生儿 HSV 感染中的 70% 由 HSV-Ⅱ所致，皆因出生时接触生殖道分泌物而被感染；先天性感染常是原发性 HSV 感染的母亲在妊娠期导致胎儿宫内感染。宫内感染的胎儿可发生早产，或先天畸形、智力发育障碍。新生儿感染 HSV 后可呈现无症状隐性感染，也可引起不同形式或不同程度的临床表现。轻者仅为口腔、皮肤、眼部疱疹，重者则呈中枢神经系统感染，甚至全身播散性感染。

（7）中枢神经系统感染

70% 以上的新生儿 HSV 感染表现为中枢神经系统感染，年长儿和成人少见。除新生儿以 HSV-Ⅱ 原发感染外，原发性的 HSV 脑炎少见。多为潜伏在三叉神经节或自主神经根的 HSV-Ⅰ 激活后扩散到中枢神经系统引起。感染主要累及额叶和颞叶，以出血坏死性脑炎为主。不同型别 HSV 性脑炎临床表现不同，HSV-Ⅰ 型主要引起局灶性脑炎，HSV-Ⅱ 型则倾向于脑膜脑炎。任何年龄和季节均可发病，前驱症状可有发热（最高可达 40 ℃）、全身不适、头痛、肌痛、嗜睡、腹痛和腹泻等。1/4 患者有口唇疱疹史。2 ~ 5 天后可出现中枢神经系统受损症状，如头痛、呕吐、神志改变、神经症状、精神症状，2/3 患者可有局部和全身抽搐、脑膜刺激征等。病程极期，因脑水肿和脑实质坏死导致颅内压增高，甚至脑疝而致死。其中抽搐、意识障碍及精神异常为本病特点。

（8）单纯疱疹性肝炎

主要见于原发性和继发性免疫力低下患者，易发生急性肝衰竭。主要表现为发热、肝酶增高、白细胞计数明显减少，可不出现疱疹性皮肤病。

2. 全身感染

（1）全身播散性单纯疱疹感染

播散性 HSV 感染多发于 6 个月至 3 岁的儿童，亦可见于原发性或继发性免疫功能低下者，尤其见于细胞免疫低下者，如艾滋病患者和器官移植患者。临床表现重，多器官受累。初起可表现为重症疱疹性口龈炎、食管炎、外阴阴道炎，高热甚至惊厥，继而全身发生广泛性水疱，疱顶脐凹，同时可发生病毒血症，引起疱疹性肝炎、脑炎、肺炎、胃肠炎以及肾上腺功能障碍等内脏损害。病死率高达 70%。

（2）湿疹样疱疹

由慢性湿疹、皮炎等病损区及其周围皮肤突然发生 HSV 病毒感染，致病情急剧进展，出现广泛皮损，并出血融合、出血或转为脓疱疮，偶可发生血行播散或继发细菌感染，累及其他重要脏器而致病情进一步恶化，易误诊为原有湿疹的加重。

⊂▭ 怎样诊断儿童疱疹性口腔炎？

疱疹性口腔炎为单纯疱疹病毒感染所致，多见于 1 ~ 3 岁小儿，发病无明显季节差异。从患者的唾液、皮肤病变和大小便中均能分离出病毒。起病时发热可达38~40℃，1~2天后，齿龈、唇内、舌、颊黏膜等各部位口腔黏膜出现单个或成簇的小疱疹，直径约为2 mm，周围有红晕，迅速破溃后形成溃疡，有黄白色纤维素性分泌物覆盖，多个溃疡可融合成不规则的大溃疡，有时累及软腭、舌和咽部。由于疼痛剧烈，患儿可表现拒食、流涎、烦躁，所属淋巴结经常肿大，有压痛。体温在3~5天后恢复正常，病程约1~2周。局部淋巴结肿大可持续2~3周。

儿童疱疹性口腔炎需要与疱疹性咽峡炎相鉴别，后者大都为柯萨奇病毒所引起，多发生于夏秋季。常骤起发热及咽痛，疱疹主要发生在咽部和软腭，有时见于舌但不累及齿龈和颊黏膜，此点与疱疹性口腔炎迥异。

⌐ 怎样处理儿童疱疹性口腔炎？

保持口腔清洁，多饮水，禁用刺激性药物。可口含淡盐水，亦可喷撒西瓜霜、锡类散等。为预防继发感染可涂2.5%~5%金霉素鱼肝油。疼痛严重者可在餐前用2%利多卡因涂抹局部。食物以微温或凉的流质为宜。发热时可用退热剂，有继发感染时可用抗生素。若症状不能缓解，可寻求医师帮助。

怎样预防单纯疱疹病毒感染?

1. 新生儿及免疫功能低下者，烫伤和湿疹患者，应尽可能避免接触 HSV 感染者。

2. 对患有生殖器疱疹的产妇，宜行剖腹产，以避免胎儿分娩时感染。

3. 严禁口对口喂食婴儿。

4. 可选用 HSV 疫苗进行预防接种。

参考文献

1. 王桂琴，强华. 医学微生物学. 北京：人民卫生出版社，2016：255-256.

EB 病毒感染

什么是 EB 病毒感染？

EB（epstein-barr，EB）病毒是疱疹病毒科嗜淋巴细胞病毒属的成员，基因组为 DNA。EB 病毒具有在体内外专一性地感染人类及某些灵长类 B 细胞的生物学特性。人是 EB 病毒感染的宿主，主要通过唾液传播。无症状感染多发生在幼儿，3~5 岁幼儿90%以上曾感染 EB 病毒，90%以上的成人都有病毒抗体。

EB 病毒是传染性单核细胞增多症的病原体，此外，EB 病毒与鼻咽癌、儿童淋巴瘤的发生有密切相关性，被列为可能致癌的人类肿瘤病毒之一。目前所测 EB 病毒抗体主要有针对病毒的衣壳抗原（CA）、早期抗原（EA）和核抗原（EBNA）。

EB 病毒的传播途径有哪些？

EB 病毒主要依靠人与人之间的体液传播，所以凡是亲吻、共用洗漱用品或餐具、输血及共用针头等都能够传播，其中又以亲吻尤甚，这就是 EB 病毒引起的疾病又被称作"亲吻病"的原因。飞沫和输血也可以传播此病。

⎯⏺ EB 病毒感染常见症状有哪些？

1. 传染性单核细胞增多症

EB 病毒感染的急性期，会出现发烧，通常持续 5 ~ 7 天，甚至 7 ~ 14 天，扁桃腺出现化脓，有时与细菌感染不易区分，颈部淋巴结肿大，腹部则有肝脾肿大，其他非特异性的症状有倦怠、头痛、肌肉酸痛、食欲不振等。有的宝宝在服用抗感染治疗后皮肤出现红疹，抽血检查显示白细胞中的单核细胞增多，出现异型淋巴细胞比例 > 10% ，故名传染性单核细胞增多症。

由于是病毒的感染，治疗上并无特效药，以缓和发烧及疼痛的症状治疗为主，抗病毒药物似乎成效不明显，但是，如果出现呼吸窘迫或其他并发症，则会考虑以类固醇激素治疗。

2. 爱丽丝梦游仙境症候群

EB 病毒感染急性期过后，要注意有无产生血液方面或脑炎、脑膜炎等并发症，其中有一种少见但很有名的爱丽丝梦游仙境症候群，即病毒影响脑部，造成了视错觉，看到的事物变形，静止的物体突然动起来，发病的宝宝会行为怪异、胡言乱语，就像爱丽丝梦游仙境里的小女孩一样，仿佛闯进了异想世界，家长会怀疑宝宝是否是中邪或精神分裂，其实这都是脑炎的症状之一。

3. EB 病毒与鼻咽癌和淋巴瘤

由于感染 EB 病毒过后，会持续潜伏在鼻咽部，研究发现 EB 病毒的 DNA 几乎 100% 存在鼻咽癌的原发肿瘤与转移的病灶内；另外，在鼻咽癌患者身上，血中 EB 病毒抗体的浓度偏高，治疗成功后其指数也会下降，因此，血浆 EB 病毒含量对于已确诊的鼻咽癌，可当作一种肿瘤标记。另外，据研究 EB 病毒感染与淋巴瘤的发生也有关。

4. 病毒相关性噬红细胞增多症

这是一种反应性组织细胞增多症。临床上主要表现有高热，肝、脾、淋巴结肿大，肝功能异常，凝血障碍，外周血常规全血细胞减少、无异型淋巴细胞，骨髓中吞噬红细胞现象多见。血清学检查有抗 VCA-IgG 和抗 VCA-IgM、抗 EA-IgG 增高，但抗 EBNA 抗体缺乏，符合 EB 病毒急性感染表现。

传染性单核细胞增多症的诊断依据有哪些？

1. 典型的儿童 EB 病毒感染临床表现：发热、咽痛、肝脾及浅表淋巴结肿大。

2. 外周血异型淋巴细胞 >10% 和嗜异性凝集试验阳性为

依据，并结合流行病学资料多可做出临床诊断。

3. 对嗜异性凝集试验阴性者可测定特异性 EB 病毒抗体（VCA-IgM、EA-IgG）以助诊断。

——◯ 传染性单核细胞增多症如何治疗？

1. 本病多呈自限性，预后良好，一般不需特殊治疗，主要为对症治疗。

2. 急性期特别是出现肝炎症状者应卧床休息，并按病毒性肝炎对症治疗。

3. 有明显脾大者应严禁参加运动，以防脾破裂。

4. 于疾病早期，可口服阿昔洛韦（acyclovir，无环鸟苷），连用 5 天，有一定疗效。

5. 抗菌药物对 EB 病毒无效，仅可用于咽部或扁桃体继发链球菌感染时。忌用氨苄西林或阿莫西林，以免引起皮疹，加重病情。

——◯ 怎么护理 EB 病毒感染患儿？

1. 儿童感染 EB 病毒后一般会有发热、咽痛、扁桃体肿大的情况，所以父母要注意宝宝的身体，若是宝宝发热超过一天，应立即送宝宝去医院接受治疗。

2. 父母应让宝宝在家中或者医院获得足够的休息，尽量减少其玩耍或哭闹。

3．父母若是注意到身边有发热、咽痛等疾病患者，应及时阻止其密切接触宝宝，避免传染可能。

——⊂ 怎么预防 EB 病毒感染?

1．母亲在哺乳婴儿前要做好卫生工作，母亲应避免对婴儿进行口对口喂养。

2．疾病流行期间避免宝宝到人多的游乐场所；避免接触患者和未经消毒的患者使用过的物品。

3．要求宝宝不要随地吐痰。

4．保持居室内的空气清新和清洁卫生，保证每天开窗通风至少 1 小时，保证每天对居住的地方进行清理打扫，保持家中清洁卫生。

参考文献

1．李兰娟，任红．传染病学．第 8 版．北京：人民卫生出版社，2013：97 – 101.

疱疹性咽峡炎

什么是疱疹性咽峡炎？

疱疹性咽峡炎是由肠道病毒类柯萨奇 A 组病毒感染引起的一种急性上呼吸道感染，以急性发热和咽喉部疱疹溃疡为特征的急性传染性咽峡炎，夏秋季为高发季节，主要侵犯 1~7 岁儿童。为自限性疾病，一般病程 4~6 日，重者可至 2 周。

疱疹性咽峡炎的传播途径有哪些？

该病潜伏期为 3~5 天，多通过呼吸道传播，粪—口传播也较为常见，也可通过间接污染的手、食品、衣服、用具等传播。各年龄段人群均可受到感染，但以 1~7 岁多发。因婴幼儿呼吸道屏障功能不足，呼吸道黏膜柔嫩，呼吸道分泌抵抗细菌、病毒的免疫物质不足，呼吸道"自洁"功能差，故易发病。

─◯ 疱疹性咽峡炎的临床特征有哪些？

　　疱疹性咽峡炎的临床特征为起病急骤，表现为 38 ℃以上的高热、咽痛、流涎、厌食、呕吐等，并常有腹痛和四肢肌痛。体检可发现咽部充血，在咽腭弓、软腭、悬雍垂的黏膜上可见数个至十数个 2～4 mm 大小灰白色的疱疹，周围有红晕，1～2 天后破溃形成小溃疡，疱疹也可发生于口腔的其他部位。起病 2 天内口腔黏膜出现散在针尖大小灰白色疱疹，周围有红晕，多见于扁桃体前部，但也可位于软腭、扁桃体、悬雍垂等，但不见于齿龈及颊黏膜。此病最典型局部症状为口腔咽喉部出现疱疹。病程为 1 周左右。

─◯ 如何治疗儿童疱疹性咽峡炎？

　　无特效治疗，主要是对症支持治疗。高热时可口服对乙酰氨基酚或布洛芬，发生高热惊厥者可予以镇静、止惊等处理。咽痛明显时可鼓励儿童多喝温水，含服咽喉片、口服清热解表的中药有时有帮助。合并细菌感染时用抗生素。

─◯ 怎么护理疱疹性咽峡炎患儿？

　　1. 患儿咽痛吃不下东西，也要注意给患儿补充营养，食物应选用清淡、好咀嚼，但又富含营养的。可以多吃一些蔬菜水果，补充维生素也有助于缓解病毒对身体的损伤，另外，忌食刺激性食物，不吃过热、过冷、过硬的食品。

2. 患病期间患儿要注意多休息。

3. 发热患儿应注意不宜穿过多、过厚的衣服。

4. 注意家庭环境及个人卫生，避免交叉感染。

5. 注意患儿口腔溃疡面的护理，可以用温凉开水或淡盐水给患儿漱口。口腔内水疱破溃后的小溃疡，可以在医师指导下适当使用保护创面促进愈合的药物。

怎么预防疱疹性咽峡炎?

1. 多通风，定期开窗通风，减低室内病毒密度。

2. 多带患儿进行身体锻炼，增强自身抵抗力。

3. 餐具及时消毒，经常让患儿用温凉水漱口，保持口腔清洁。

4. 注意手卫生，勤洗手。

5. 患儿用过的物品和衣物及时消毒。

参考文献

1. 王卫平，孙锟，常立文，等. 儿科学. 9 版. 北京：人民卫生出版社，2018：241.

2. 俞蕙. 疱疹性咽峡炎诊断及专家共识. 中华儿科杂志，2019，57（3）：177－180.

诺如病毒感染性腹泻病

──◯ 什么是诺如病毒感染性腹泻病？

诺如病毒，又称诺瓦克样病毒，流行于秋冬季，极易在幼儿园、学校、工厂等地方传播，5岁以下的宝宝是高发人群。诺如病毒是全球急性胃肠炎散发病例和暴发疫情的主要致病原，疾病负担严重。感染后潜伏期短、排毒时间长、免疫保护时间短，且传播途径多样、全人群普遍易感，因此，诺如病毒具有高度传染性和快速传播能力。诺如病毒感染发病的主要表现为腹泻和（或）呕吐，国际上通常称之为急性胃肠炎。

──◯ 诺如病毒的传播途径有哪些？

人类是唯一已知的宿主。传染源为该病的患者、隐性感染者及健康携带者。主要传播途径：①粪—口传播，食用、饮用或接触被诺如病毒污染的水源、食物、物品都可能感染。生食海贝类、牡蛎等被病毒污染的水生动物也是常见的传播途径。

②未及时清理诺如病毒感染患者的排泄物，在某种条件下可能造成气溶胶传播。

──◯ 诺如病毒感染的常见症状和诊断依据有哪些？

1. 临床表现与其他病毒性胃肠炎相似，起病突然，主要症状为发热、恶心、呕吐、痉挛性腹痛及腹泻等。可单有呕吐或腹泻，亦可先吐后泻，故也称为诺如病毒感染性腹泻。

2. 成人腹泻较突出，儿童呕吐较多。粪便呈黄色稀水便，每日数次至十数次不等，无脓血与黏液。可伴有低热、咽痛、流涕、咳嗽、头痛、肌痛、乏力及食欲减退。

3. 末梢血血常规化验白细胞数正常，呕吐严重者可一过性增高，呕吐停止后 24 小时即可降至正常；淋巴细胞比例增高。大便常规化验可无异常发现。

──◯ 感染诺如病毒后怎么进行家庭护理？

1. 患儿呕吐或腹泻后，粪便和呕吐物要及时清理，并对被污染的物品和场所进行清洗消毒，因为医用酒精对诺如病毒无效，故建议使用 84 消毒液稀释后消毒。

2. 患病期间尽量避免和其他健康家庭成员密切接触。

3. 患儿餐具、毛巾等生活用品应当专人专用，最好也使用专用厕所。

4. 症状消失后的 3 天以内，患儿身上携带的病毒仍然具有传播力，因此在痊愈后的 3 天，最好不要去人群聚集的地方，以免造成病毒的再次传播。

5. 上完厕所后，患儿一定要彻底按照七步洗手法洗手，并用一次性纸巾擦干。

6. 补液预防脱水。虽然此病大部分可以自行恢复，但脱水是诺如病毒感染性腹泻的主要死因，对严重病例尤其是幼儿及体弱者应在医师指导下及时输液或口服补液，以纠正脱水、酸中毒及电解质紊乱等。

7. 营养治疗。腹泻时营养治疗原则是饮食上进行调整，停止进食高脂肪和难以消化的食物，以减轻胃肠负担，逐渐恢复消化功能，补充维生素和电解质对因治疗，切忌滥用抗生素。

怎么预防诺如病毒感染？

1. 保持个人卫生，教会儿童正确的洗手方法，勤洗手。

2. 生熟食品要分开，食品充分加热，定期对餐具进行消毒。

3. 水果和蔬菜食用前清洗干净，贝类海产品应深度加工后食用。尽量不吃生冷、半生的海产品和水产品等。

4. 诺如病毒感染儿童应远离厨房或食物加工场所。

5. 开窗通气，每日不少于 2 次，每次不少于 30 分钟。

6. 及时用 84 消毒液清洗消毒被患者呕吐物或粪便污染的表面，立即脱掉和清洗被污染的衣物或床单等，清洗时应戴上橡胶或一次性手套，并在清洗后认真洗手。

参考文献

1. 张静，常昭瑞，孙军玲，等. Infectious diarrhea epidemics caused by norovirus and its control strategy in China. 疾病监测，2014，29（7）：516-521.
2. 林敬. 全国本月报告诺如病例 1500 例，儿童易感染. 健康时报，2020-9-25. https://baijiahao.baidu.com/s?id=1678798153362494530&wfr=spider&for=pc.

轮状病毒感染性腹泻

什么是轮状病毒?

轮状病毒是一种双链核糖核酸病毒,属于呼肠孤病毒科。它是引起婴幼儿腹泻的主要病原体之一,其主要感染小肠上皮细胞,从而造成细胞损伤,引起腹泻。其高发于深秋和初冬季节,故也叫"秋季腹泻"。

5岁及以下年龄的宝宝是轮状病毒的易感人群。幸运的是,每一次感染后人体对轮状病毒的免疫力会逐渐增强,故后续再次感染对人体的影响就会逐步减轻,因而成人极少出现症状。

轮状病毒的传播途径有哪些?

轮状病毒的传染力强,容易造成群聚感染。其主要是由粪—口途径进行传染的,即感染轮状病毒后的患儿腹泻物中含有大量的病毒,一旦污染了食物和水源,即可导致粪—口途径传染发生；另外，轮状病毒的生存能力强，在物体表面可以存活较长时间，普遍会依附在手机、桌面、玩具、门把手等孩童容易触摸之处，无疑会增加被传染的风险性。

─◯ 轮状病毒感染的常见症状有哪些？

5 岁以下儿童均可能传染轮状病毒，2 个月至 3 岁患者最多。感染轮状病毒后，其潜伏期为 1 ~ 3 天，有的宝宝没有症状，典型者前期主要症状为呕吐、38 ℃ 以上的高烧；接着进入肠道期，开始出现腹泻，严重者甚至一天高达 10 次以上的腹泻，拉出来的粪便呈蛋花汤样，一般持续 5 ~ 7 天。若没有及时治疗，还可能会导致脱水、电解质失衡、痉挛休克，少数甚至会引发脑炎、全身性的病毒血症，严重者也许会有生命危险。此外，严重腹泻对于宝宝早期的肠道发育来说也是一种负担，可能会影响肠胃发育及营养吸收，进而阻碍其生长发育。

─◯ 感染轮状病毒后怎么进行家庭护理？

1. 防脱水

按照宝宝体重，科学配比口服补液盐进行补水，可以省去患儿静脉补液的痛苦。同时家长要注意宝宝的精神状态，根据脱水临床分度表判断患儿情况，Ⅱ度脱水必须及时就医（表 1）。

表1　脱水临床分度表

脱水程度	Ⅰ度	Ⅱ度	Ⅲ度
失水占体重比（%）	<5	5～10	>10
精神状态	正常	烦躁或萎靡	昏睡或昏迷
前囟眼窝下陷	不明显	较明显	明显
皮肤干燥	略有	明显	极显
皮肤弹性	稍差	差	极差
眼泪	有	少	极少
尿量	稍少	少	极少或无

注：Ⅰ度需按医嘱及时给予补水，Ⅱ～Ⅲ度及时就医。

2. 低龄儿童要适当增加母乳喂养

宝宝腹泻后体内营养大量流失，需及时补充营养，如仍在母乳期，妈妈可以适当喂宝宝喝母乳，以避免宝宝营养不良、体重持续下降。

3. 清淡饮食

对于已经添加辅食的宝宝，呕吐后不宜吃油腻刺激性食物，家长应让宝宝多吃稀饭、稀粥、馒头等清淡易消化食物，等宝宝身体痊愈后再恢复原来的饮食。需注意的是，宝宝刚呕吐完，不能马上让宝宝进食。

4. 护理臀部

每次腹泻后，妈妈可用温水清洗宝宝臀部，并涂上保湿霜或油脂类药膏。

5. 加强卫生

家长要及时清理宝宝呕吐物及排泄物，同时，还要勤洗手，避免新的传染源出现，导致病毒扩散。

6. 做好隔离

宝宝生病期间，最好不要带宝宝到公共场所，也不要让宝宝上幼儿园，以免病毒传染给其他宝宝，造成集体感染。

怎么预防轮状病毒感染？

1. 接种轮状病毒疫苗

最有效预防轮状病毒感染的方法首选接种疫苗，目前国内使用的轮状病毒疫苗为口服减毒活疫苗。在国内接种对象主要为 2 个月至 3 岁婴幼儿。口服疫苗时需注意不用热水喂服，且需与其他活疫苗间隔 2 周以上使用。口服减毒活疫苗一般无不良反应，偶有低热、呕吐、腹泻等轻微反应，多为一过性，一般不需要进行特殊处理。而满 6 个月大的婴幼儿开始进入轮状病毒感染的高峰期，家长应尽早在宝宝 6 个月之前完成接种，以杜绝感染风险。

2. 注意个人卫生

平时应勤洗手，家长外出回家后，应先洗过手、换过衣物再与宝宝接触，避免将身上病毒传播给宝宝。

3. 环境消毒

消毒时要注意：①对餐具、玩具等进行有效的消毒，尤其是餐具，可用蒸煮法消毒；②对家中的大环境，可以用 1∶1000 稀释后的 84 消毒液对台面、地面、桌面等进行适宜的消毒处理。

参考文献

1. 李兰娟，任红. 传染病学. 第 8 版. 北京：人民卫生出版社，2013：43 - 50.
2. 李小平. 轮状病毒症状. 大众医疗，2020 - 5 - 17. http://www. dazhong. com/ylcore/art_detail/32638. html.

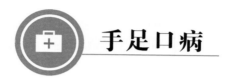

手足口病

什么是手足口病?

手口足病（hand-mouth-foot disease）是由肠道病毒感染引起的急性发热出疹性传染病，主要病原体是柯萨奇病毒 A16（CV-A16）和肠道病毒 71 型（EV71），重症多由 EV71 引起，近年来 CV-A6 和 CV-A10 的感染也呈现上升趋势。其有传播快、易流行的特点，多在夏秋季节流行，常发生于 5 岁以下的婴幼儿。手足口病一般一周内可康复，但如果此前疱疹破溃，极易传染。个别患儿可发生心肌炎、肺水肿、无菌性脑膜炎、脑膜脑炎等致命性并发症。

手足口病的传播途径有哪些?

主要是通过密切接触感染者的粪便、口腔分泌物、皮肤疱疹液中的病毒，经粪—口途径或呼吸道（主要是口腔黏膜和鼻腔黏膜）传播。

⎯◯ 手足口病的常见症状有哪些?

1. 大多数患儿是突然发病，首先表现为发高烧，体温多在38 ℃以上，同时伴有头痛、咳嗽、流涕等症状，体温持续不退，体温越高，病程越长，病情也就越重。

2. 患儿发热的同时或发热1~2天后，可在其口腔黏膜、口唇内见到疱疹，疱疹破溃后会形成溃疡，疼痛感较重，患儿常表现出烦躁、哭闹、流口水、不吃饭等不适。

3. 口腔疱疹后1~2天可在患儿的手心、足心及臀部看到斑丘疹，以手脚心部最多，疱疹呈圆形或椭圆形、扁平，小至米粒，大至豌豆大，较硬，内有混浊液体，疱疹周围绕以红晕。

4. 儿童手足口病的疹子较少出现在躯干及面部，一般7天左右消退，不会留下瘢痕和印迹。

5. 儿童手足口病是一种病情较轻的自愈性疾病，绝大部分患儿预后较好，少数重症患儿可合并心肌炎、脑炎，但这种可能很小。

⎯◯ 如何诊断手足口病?

1. 临床表现

主要根据儿童的临床症状、体征以及流行病学史，尤其是口腔、手足和臀部的典型皮疹分布特点。

2. 常规实验室检查

普通型手足口病的末梢血白细胞数减低或正常，大小便常规化验一般无异常。

3. 特异性实验室检查

鼻咽拭子、气道分泌物、疱疹液或粪便标本中肠道病毒特异性核酸阳性或分离到肠道病毒可以确诊，但病毒检测需要2~4周才能出结果。急性期与恢复期血清 EV71、CV-A16 或其他可引起手足口病的肠道病毒中和抗体有 4 倍以上的升高可确诊。

如何护理手足口病患儿？

1. 儿童手足口病无特效治疗，主要为对症支持治疗。多无并发症，预后一般良好，多在一周内痊愈。

2. 注意隔离患儿，避免交叉感染。

3. 做好口腔和臀部疱疹护理，饮食宜偏温凉、少刺激，及时清理大小便，保持臀部清洁干燥。

4. 衣服、被褥要清洁、舒适、柔软，尽量避免弄破疱疹，经常更换。

5. 修剪指甲，必要时包裹宝宝双手，防止抓破疱疹。

6. 可补充维生素 B、维生素 C 促进皮肤黏膜修复。

怎么预防手足口病？

1. 饭前便后、外出归来要用肥皂或洗手液给宝宝洗手，不要让宝宝喝生水、吃生冷食物。

2. 家长接触宝宝前或更换尿布、处理粪便后均要洗手，并妥善处理垃圾污物。

3. 宝宝的奶瓶、奶嘴以及其他餐具使用前后均应及时清洗干净，以避免病原微生物的感染。

4. 在手足口病流行期间，不宜带宝宝到人群聚集、空气流通不畅的公共场所。

5. 疫苗接种：我国自主研发的 EV71 手足口病灭活疫苗于 2016 年已经批准上市，目前尚缺乏有效的免疫持久性研究数据，尚未纳入我国儿童免疫规划。有临床观察研究显示对适龄儿童有一定的保护性，推荐 6 个月至 5 岁的适龄儿童接种，2 次注射需要间隔 1 个月，尽量在 1 岁前完成。

参考文献

1. 王卫平，孙锟，常立文，等. 儿科学. 9 版. 北京：人民卫生出版社，2018：243.

2. 鲍秀兰. 又到手足口病高发期，家长一定要知道这些. 新浪网，2019 - 5 - 12. http://k. sina. com. cn/article_1893410897_70db285102400fxnn. html.

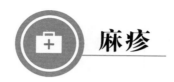

麻疹

什么是麻疹?

麻疹是由麻疹病毒引起的急性呼吸道传染病,冬春季节高发,儿童多见,传染性强,易感者接触后 90% 以上发病。麻疹的主要临床特征是发热、上呼吸道炎症、眼结膜炎、卡他性鼻炎、结膜炎、口腔黏膜瘢和全身性红色斑丘疹。

麻疹的传播途径有哪些?

麻疹病毒大量存在于发病初期患者的口、鼻、眼、咽分泌物及痰、尿、血中,通过患者打喷嚏、咳嗽等途径将病毒随飞沫排出体外。易感者吸入后即可形成呼吸道感染,也可伴随眼结膜感染。麻疹病毒除主要经空气飞沫直接传播外,也可经接触被污染的生活用品传播感染。

麻疹的常见临床表现有哪些?

1. 潜伏期

小儿麻疹潜伏期一般为 6 ~ 18 天（平均 10 天），亦有 1 ~ 3 周的潜伏期。

2. 前驱期

小儿麻疹前驱期也称发疹前期，一般为 3 ~ 4 天。这一期的主要表现类似上呼吸道感染症状：发热、咳嗽、流涕、流泪、咽部充血等，以眼部症状最突出，结膜发炎、眼睑水肿、眼泪增多、畏光、下眼睑边缘有一条明显充血横线，对诊断麻疹极有帮助。病程 2 ~ 3 天可见颊黏膜粗糙，上有数量不等的灰白色小点，周围有红晕的黏膜瘢（koplik，柯氏斑），多时可融合，黏膜瘢 2 ~ 3 天内消失。部分病例可有一些非特异症状，如全身不适、食欲减退、精神不振等。婴儿可有消化系统症状，如呕吐、腹泻等。

3. 出疹期

小儿出疹期多在发热后 3 ~ 4 天出现皮疹。体温可突然升高至 40 ~ 40.5 ℃，皮疹开始为稀疏不规则的红色斑丘疹，出疹顺序从头到脚，自发际、颜面、颈部、躯干向四肢末端蔓延，皮疹为充血性，按压褪色、抬手即可复原。

4. 恢复期

小儿出疹 3 ~ 4 天后，体温开始下降，皮疹开始消退，消退顺序与出疹时相同；在无合并症发生的情况下，食欲、精神等其他症状也随之好转。疹退后，皮肤留有糠麸状脱屑及棕色色素沉着，7 ~ 14 天痊愈。如果此期体温未恢复正常或再攻上升，提示有并发症发生。

儿童麻疹的诊断依据有哪些？

1. 流行病学依据是麻疹患儿接触史。

2. 出现上述麻疹的常见临床表现，特别是前驱期出现柯氏斑、皮疹形态和出现顺序、出疹与发热关系、退疹后皮肤脱屑及色素沉着等特点。

3. 一般实验室检查，末梢血白细胞总数减少，淋巴细胞相对增多，若淋巴细胞减少则提示预后不好。

4. 麻疹抗体检测，ELISA 测定血清特异性 IgM 和 IgG 抗体，敏感性和特异性均好，在出疹 1 ~ 2 天时测出麻疹抗体可确诊。

儿童患麻疹后怎么办？

麻疹的治疗主要为对症支持治疗，加强护理，防止出现感染等并发症。

1. 高热的护理

高热时给予小剂量退热剂，卧床休息至皮疹消退、体温正常，室内应保持空气新鲜，但应避免直接吹风受寒和强光刺激。前驱期、出疹期体温不超过 38.5 ℃ 一般不退热。若体温 >38.5 ℃ 伴有惊厥或过去有热惊史者可适当降温，烦躁可适当给予镇静剂。药物的使用需在医师指导下进行。

2. 咳嗽剧烈时

频繁剧咳可用非麻醉镇咳剂或超声雾化吸入。

3. 皮肤黏膜的护理

口腔、鼻、眼、皮肤应保持清洁，可用生理盐水每日清洁；剪短指甲，防止抓伤皮肤；皮肤瘙痒者用炉甘石洗剂。

4. 饮食护理

患儿发热期间给予易消化的流质饮食，如牛奶、豆浆、蒸蛋等，常更换食物品种并少量多餐，多喝水。

5. 病情观察

小儿麻疹并发症多且重，为及早发现，应密切观察病情。

6. 预防感染的传播

对患儿采取呼吸道隔离至出疹后 5 天，有并发症的患儿延至疹后 10 天，接触的易感儿隔离观察 21 天，病室通风换气进行空气消毒，患儿衣被及玩具曝晒 2 小时，减少不必要的探视预防继发感染，流行期间不带易感儿童去公共场所。

7. 继发细菌感染可给抗感染治疗。

━○ 怎么预防麻疹？

1. 自动免疫

易感者都应接种麻疹减毒活疫苗。初种年龄不宜小于 8 个月，因恐来自母体的抗体中和疫苗病毒，使之失效。

2. 被动免疫

年幼体弱及患病者如接触麻疹患者，5 天内给予丙种球蛋白进行被动免疫可免于发病，5~9 天内则仅能减轻病情。

3. 综合预防措施

对小儿麻疹患儿应早发现、早隔离、早治疗。隔离患儿不要出门，易感小儿不串门。

4. 切断传播途径

患者衣物应在阳光下曝晒；患者曾住过的房间应及时通风并用紫外线照射，易感儿尽量少去公共场所。

参考文献

1. 李兰娟，任红. 传染病学. 第 8 版. 北京：人民卫生出版社，2013：63－68.

2. 晴晴. 麻疹应该如何进行预防. 寻医问药，2017－2－28. http://crk. xywy. com/mz/yf/20170228/1131229. html.

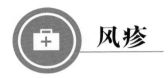

风疹

什么是风疹?

风疹(rubella)是由风疹病毒(RV)引起的急性呼吸道传染病,包括先天性感染和后天获得性感染。临床上以低热、皮疹和耳后、枕部淋巴结肿大为特征。一般病情较轻,病程短,预后良好。但风疹极易引起暴发传染,一年四季均可发生,以冬春季发病为多,易感年龄以1~5岁为主,故多流行于学龄前儿童。

风疹的传播途径有哪些?

风疹病毒主要由飞沫经呼吸道传播,人与人之间密切接触也可经接触传染。孕妇在妊娠早期感染风疹病毒,可经胎盘传播给胎儿。

风疹的临床表现有哪些?

1. 风疹病毒经上呼吸道侵入,并在呼吸道上皮细胞内复制，引起局部炎症与病毒血症。潜伏期平均 18 天（14～21天）。

2．病初有低热及全身不适、乏力、喷嚏、流涕、轻咳等症状。

3．发热 1～2 天即出皮疹，开始于面部，1 天内波及躯干与四肢，手掌和足底无皮疹。出疹时有低热与轻度上呼吸道感染症状。

4．伴有表浅淋巴结及脾肿大，以耳后、枕后、颈后淋巴结明显。有轻度压痛，但不融合亦不化脓。

5．皮疹一般持续 3 天即消退，不留色素沉着，其他症状随之消失，肿大的淋巴结亦逐渐消退。

6．部分患者只有发热、上呼吸道炎、淋巴结肿大而无皮疹。

患风疹后怎么办？

1．儿童风疹一般不需要特殊治疗，若体温升高，可以让患儿多卧床休息，及时给予物理降温或服用退烧药。

2．患儿的皮肤、口腔须保持清洁，尽量不要让患儿抓痒皮肤，避免抓伤皮肤。

3．患儿的饮食可以给予流食或半流食，多喝水。

4．室内要保持通风透气。

5. 患病期间应避免带患儿到外出，避免疾病传播以及加重病情。

怎么预防风疹?

1. 风疹患儿应隔离至出疹第 5 天。
2. 孕妇、儿童避免与风疹患儿接触。
3. 流行季节少去公共场所。
4. 可接种减毒风疹活疫苗。有接触史者可注射丙种球蛋白或免疫血清。

参考文献

1. 中华医学会. 临床诊疗指南——传染病学分册. 北京: 人民卫生出版社, 2006: 36 – 37.

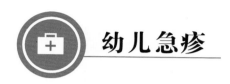

幼儿急疹

什么是幼儿急疹?

幼儿急疹又称为婴儿玫瑰疹,是婴幼儿常见的一种急性发热、发疹性疾病,由人类疱疹病毒6、人类疱疹病毒7型感染引起。多见于2岁龄及以下儿童,约占90%,男女患病率相当,全年均可发病。

幼儿急疹的传播方式有哪些?

儿童一旦接触了感染者的呼吸道飞沫、分泌物或唾液后,或者与感染患儿密切接触可引起感染。

幼儿急疹的常见临床表现有哪些?

1. 发热

其潜伏期为1~2周。多无前驱症状而突然发生高热,体温可达 39 ~ 40 ℃ 以上，高热初期可伴惊厥。患儿除了有食欲缺乏外，一般精神状态无明显改变，咽部和扁桃体轻度充血和头颈部、枕部淋巴结轻度肿大，表现为高热与轻度的症状及体征不相称。但亦有少数患儿有恶心、呕吐、咳嗽、巩膜炎、口周肿胀及血尿，极少数出现嗜睡、惊厥等。

2. 皮疹

发热 3 ~ 5 天后，体温突然下降，在 24 小时内降至正常水平，热退同时或稍后出疹，皮疹为红色斑丘疹，呈散在分布，直径 2 ~ 5 mm 不等，压之褪色，很少融合。皮疹通常先发生于面颈部及躯干，以后渐渐蔓延到四肢近端。持续 1 ~ 2 天后皮疹消退，疹退后不留任何痕迹，没有脱屑和色素沉着。部分患儿早期腭垂可出现红斑，皮疹无须特殊处理，可自行消退。

3. 其他症状

也可以出现眼睑水肿、前囟隆起、流涕、腹泻、食欲减退等。部分患儿颈部淋巴结肿大。

幼儿急疹可到哪些科室就诊？

1. 儿童专科医院可以到小儿皮肤科、小儿内科就诊。
2. 普通医院可到儿科就诊，选择小儿皮肤专业医师。

幼儿急疹的诊断依据有哪些？

1. 依据上述临床症状。发病年龄以 6~18 个月为多，急性起病，发热，体温多为 39 ℃或更高，持续 3~5 天，但患儿一般情况良好，热退疹出。

2. 实验室检查。白细胞计数在发病 24~36 小时后可明显下降至$(3~5) \times 10^9/L$，中性粒细胞减少，淋巴细胞增高。

幼儿急疹如何治疗？

无须特殊治疗，对症处理、加强护理即可。预后良好，极少有并发症。由人类疱疹病毒 6 型感染导致的幼儿急疹发病后可终生免疫。

家庭怎么护理幼儿急疹患儿？

1. 保持室内安静，空气新鲜，让患儿多休息。

2. 尽量不带患儿出门，减少交叉感染。

3. 适当补充液体，鼓励患儿多喝水，如患儿抗拒可适当给他喝点清汤、牛奶、果汁等。

4. 如果患儿还在母乳喂养，此时不可间断母乳，可以在母乳喂养期间给患儿添一点水。如果患儿已经能够吃辅食，可以选择吃一些流质或半流质食物。

5. 注意皮肤的清洁卫生，要及时给患儿擦去身上的汗渍，以免患儿着凉和患儿红疹再次感染。

6. 可以用温水给患儿进行物理降温，减少患儿的不适感。

7. 患病期间患儿易出现烦躁、易怒、难以安抚等情绪，家长此时应更加耐心，不可操之过急。

8. 对于有发热症状的患儿应做好家庭监测（如患儿什么时候开始发热、体温是多少、有没有其他症状、精神状态如何、用了什么药、用药后有什么变化等），做好详细的发病症状记录，有条件者可用手机拍下视频，以便医师准确判断患儿的病情。

在家里宝宝出现发热抽搐怎么办？

1. 家长应保持镇定，切不可慌乱。

2. 让宝宝平卧，头偏向一边，把衣领松开，让宝宝呼吸保持通畅，同时清理宝宝口腔和鼻腔内的分泌物。另外，还可以用温水擦拭宝宝的身体，帮助宝宝降温。

3. 如果持续抽搐应立即带宝宝到最近的医院就诊。

怎么预防幼儿急疹？

1. 目前还未有相关疫苗。

2. 避免与已经确认感染的患儿接触。

3. 教导宝宝养成良好的日常卫生习惯，如勤洗手、触碰东西后不要揉眼睛等。

4. 家长也应定时认真做好家庭餐具、家具、玩具等消毒工作。

5. 平日注意给宝宝合理营养、规律活动，增强机体抵抗力。

参考文献

1. 胡亚美. 诸福棠实用儿科学. 第 8 版. 北京：人民卫生出版社，2015：3.

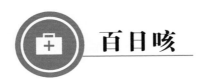

百日咳

什么是百日咳?

百日咳是一种急性呼吸道传染病，其一般由百日咳鲍特杆菌（简称百日咳杆菌）感染所引起，同属的支气管败血症鲍特杆菌和副百日咳鲍特杆菌亦可引起。百日咳鲍特杆菌是革兰阴性杆菌，可产生一些致病物质，包括百日咳毒素、气管细胞毒素、腺苷酸环化酶毒素、不耐热毒素以及内毒素等。百日咳毒素可使患者淋巴组织中的淋巴细胞动员到周围血液及气管，细胞毒素可特异性损伤气管纤毛上皮细胞，使之变性、坏死。

百日咳的传播途径有哪些?

百日咳患者、隐性感染者及带菌者为传染源。当患有百日咳的患者咳嗽的时候，病原菌会跟随飞沫传播，周围的人群就容易受到感染，引起发病。尤其是幼儿园、小学生宿舍等，容易发生流行感染。患者发病后要及时隔离治疗。

─○ 儿童百日咳的常见症状有哪些?

1. 从发病开始至出现痉挛性咳嗽,一般1~2周。开始症状类似感冒,除咳嗽外,可有流涕、喷嚏、轻度发热,也可只有干咳,并不引起注意。当其他症状逐渐消失时,咳嗽反而加重,日轻夜重,渐呈痉咳状。

2. 2~4周或更久为痉咳期,阵发性、痉挛性咳嗽为主要症状。发作时频频不间断的短咳十余声或数十声为呼气状态,最后深长吸气,因其喉部仍呈痉挛状态,故伴有高音调的鸡鸣样吼声,接着又发生下次的痉咳,如此反复发作多次,直至咯出黏稠痰液为止。咳嗽剧烈时,可有大小便失禁、面红耳赤、涕泪交流、唇色发绀等症状,呕吐后方告结束。

3. 间歇期痉咳时有瘀血现象,常见颜面及眼睑浮肿,阵咳剧烈时,可出现鼻出血、咯血及眼结膜下出血等,甚至发生颅内出血。痉咳频繁者容易影响睡眠,致使患儿疲倦、不喜活动、食欲减退,加上呕吐,继发感染,可致营养障碍。

─○ 儿童百日咳的诊断依据是什么?

1. 流行病学史

起病前1~2周内有与百日咳患儿接触史,幼儿多见。

2．临床特点

发病较缓，病初有低热及感冒症状，咳嗽逐渐加重，夜间为剧，1周后出现阵发性一连串痉咳并伴有吸气性吼声，反复发作，咳嗽虽重而肺部多无异常体征。

3．血常规

白细胞明显增多，常达$(30 \sim 50) \times 10^9/L$，淋巴细胞高达$0.50 \sim 0.70$以上。

4．病原学及血清学检查

（1）细菌培养咽拭子及痰液培养，早期阳性率较高。

（2）荧光抗体染色法鼻咽拭子涂片检查得阳性结果。

（3）血清学检查酶联免疫吸附法检测百日咳特异性免疫球蛋白M（IgM）抗体可作为早期诊断；双份血清凝集试验及补体结合试验，效价呈4倍增长，作为回顾性诊断。

儿童百日咳是怎样治疗的？

1．一般治疗

按呼吸道传染病隔离。保持空气新鲜，避免一切可诱发痉咳的因素。加强护理以预防并发症，注意营养。婴幼儿窒息时应即刻行人工呼吸，给氧，必要时给予止痉排痰及药物治疗。需同时注意心率和血压。有低钙、低血糖等时，予以对症治疗。

2. 抗生素治疗

应用于卡他期或痉咳期早期，可降低传染性，减轻症状并缩短病程。如在痉咳期使用则无法明显缩短病程。首选红霉素，或是罗红霉素，疗程不少于 10 天，复方新诺明亦可使用。

━◯ 确诊后怎么进行家庭护理？

症状严重的患儿要及时就医，轻症的患儿在医师的指导下可以居家护理。

1. 对患儿严格执行呼吸道隔离，隔离期自起病开始，为期 7 周；或痉咳开始，为期 4 周。成人患者需注意避免接触小儿。

2. 患儿居室要保持空气新鲜，但要防止患儿感受风寒。

3. 勤洗晒衣被，保持清洁。

4. 注意饮食调节，要保证每天水分、维生素等营养素的供给。饮食方面应强调富有营养，少量多餐。

5. 应多让宝宝卧床休息，尽量减少宝宝哭闹。对夜间频咳影响睡眠的宝宝，可酌情给予镇静药。

6. 及时排痰，防止呼吸暂停。可以给予一些能稀释痰液的药物，以便痰液咳出，但咳嗽反应重和小婴儿不宜使用此方法。严重的痰涎阻塞时，可用吸痰器将分泌物吸出。

7. 发生呼吸暂停、青紫缺氧、惊厥时，要给予人工呼吸、氧气吸入、吸痰，惊厥时要用止惊药。同时及时送往医院诊治。

怎么预防百日咳?

1．要控制传染源，在流行季节，要对确诊的患者进行隔离，一直到病后 40 天，对密切接触的患者也应当观察 3 周，对有症状的要尽早地进行治疗。

2．要切断传播途径，要经常给房间通风换气，对患者的痰液以及分泌物进行消毒处理。

3．还要提高人群的免疫能力，加强锻炼，注意饮食营养。

4．保护易感儿童可及时接种白百破疫苗。

参考文献

1. 李兰娟，任红. 传染病学. 第 8 版. 北京：人民卫生出版社，2013：200 – 203.

2. 健康八桂. 百日咳的这些问题，家长一定要了解. 搜狐网，2018 – 7 – 18. https://www. sohu. com/a/241960411_100196246.

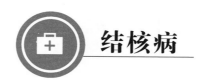

结核病

什么是结核病?

古时候称为"痨病",是由结核杆菌引起的慢性传染病。结核杆菌可能侵入人体全身各器官,但最常侵犯的是肺脏,故最常见的是肺结核。肺结核在我国法定乙类传染病中发病和死亡数排在第二位。患肺结核如发现不及时,治疗不彻底,会对健康造成严重危害,甚至可引起呼吸衰竭和死亡,给患者和家庭带来沉重的经济负担。

肺结核的传播途径有哪些?

儿童结核病的传染源主要是成人患者,尤其是家庭内传染极为重要,接触活动性肺结核患者的儿童结核病感染率、发病率与患病率都较一般儿童显著升高。

1. 呼吸道传染

是主要的传染途径,健康儿童吸入带菌的飞沫或尘埃后可引起感染，产生肺部原发病灶。

2.消化道传染

多因饮用未消毒的污染牛型结核杆菌的牛奶或污染人型结核杆菌的其他食物而得病，多产生咽部或肠道原发病灶。

3.其他传染

经皮肤传染极少见，先天性结核病传染途径为经胎盘或吸入羊水感染，多于出生后不久发生粟粒性结核病，母亲产前多患有全身性结核，主要为粟粒性结核病，或生殖器结核。

肺结核的常见症状有哪些？

儿童结核病一般有家族史或肺结核患者接触史，发病期有急性传染病史，特别是麻疹、百日咳等都是导致结核发病的诱因。儿童患者主要表现为低热和结核中毒，如乏力、纳差、睡醒后多汗等症状，呼吸系统症状多不明显，如果出现咳嗽、多痰、咯血或呼吸困难等，多为病情已经严重的表现。

儿童肺结核应该去哪个科室就诊？

1.普通医院可到儿科就诊。

2.儿童专科医院可到小儿呼吸内科或小儿感染科就诊。

3.感染专科医院可到儿科就诊。

─◯ 儿童原发性肺结核的诊断依据有哪些？

1. 结核接触史

年龄越小，特别是与开放性结核患者的密切接触史。患麻疹、水痘、百日咳急性传染病后儿童抵抗力低下，也是肺结核的易感因素。

2. 临床表现

（1）结核过敏表现。如疱疹性结膜炎、结节性红斑、结核性风湿病（Poncetls 关节炎）。可有头痛、关节痛。

（2）发热。起病急者可有高热、热型波动较大，常为严重结核病表现。但大多数为不规则发热，常为午后低热，每日波动常超过 1 ℃。

（3）神经系统表现。易受刺激、性情反常、哭闹、烦躁、睡眠不安；精神不振、盗汗或颜面潮红等自主神经功能障碍症状。

（4）呼吸系统表现。咽痛、咳嗽。当肿大淋巴结压迫支气管或胸腔大量积液时可引起阵发性干咳，甚至呼吸困难。肺部体征甚少。呼吸道症状、体征与 X 线改变不一致常是儿童肺结核的特点。

（5）全身淋巴结肿大。早期常有不同程度的全身淋巴结肿大，质软有弹性，晚期则质硬。

（6）慢性中毒表现。食欲不振、疲乏无力、消瘦、发育差，易患感冒、气管炎。

3. 辅助检查

（1）结核菌素试验。国内多采用旧结核菌素（OT）和结核菌素纯蛋白衍生物（PPD）两种。前者是结核菌肉汤培养物加热灭菌后的浓缩滤液。除结核蛋白外，还有多糖、脂类等其他物质。

（2）病原学检查。可从痰、胃液、脑脊液、胸腹腔渗出液通过涂片、培养或动物接种寻找结核菌，或检测特异性抗体。结核菌 PCR 检测虽敏感性高，但存在假阳性和假阴性问题。

（3）红细胞沉降率。可帮助判断疗效、活动性。活动性结核时可增快，但正常者不能排除结核病。

（4）C 反应蛋白。活动性患儿半数可阳性。

（5）X 线胸部平片和 CT 检查。可见典型结核性病变。

（6）纤维支气管镜检查。可发现支气管内膜结核和支气管淋巴结结核。

儿童原发性肺结核如何治疗？

1. 治疗原则

（1）早期结核病病灶内血流丰富，药物易渗入其中，且病灶中结核菌代谢量旺盛，易被药物杀灭。

（2）联合用药可提高疗效，减少耐药性产生。至少应两种或以上药物联合使用。

（3）剂量适宜，剂量不足，不仅疗效差或无效，同时易产生耐药性。

（4）规则全程用药，因结核病灶内的结核菌可含偶然繁殖菌或休眠菌。如不坚持长期用药，容易造成此类结核菌重新繁殖引起结核菌复发。目前国内已普遍采用短程疗法，即6~9个月。

（5）分段治疗，即整个疗程分为强化阶段（2~3个月）和巩固阶段（4~6个月）。

2．常用药物

目前临床上用于儿童结核病的药物有异烟肼、利福平、链霉素、吡嗪酰胺、乙胺丁醇及卡那霉素等，需要严格遵守疗程治疗随访。

3．一般治疗

适当休息，加强营养。对痰菌阳性的肺结核患儿需一定的隔离。

怎么护理肺结核患儿？

1．隔离与预防

为了防止结核杆菌播散和及时治疗患者，应早发现、早隔离、早治疗、早预防。早发现患者是预防肺结核的重要措施。如果小儿有咳嗽、咯血等症状，经 2 周正规治疗休息仍不见好转者，应及时到医院检查，通过痰液的结核菌检查和 X 线胸透或胸片，即可发现和诊断肺结核。发现后要及时住院隔离治疗。

2. 适当休息

肺结核小儿应注意卧床休息，不要蹦跳，急性期过后可适当锻炼身体。

3. 卧室应注意通风

保持空气新鲜，但避免接触对流风以防感冒。

4. 止咳祛痰

咳嗽较重时，应适当给以止咳祛痰药物口服，避免剧烈咳嗽，防止痰、血块堵塞较大的气道而引起窒息。

5. 饮食要合理

因结核病属慢性消耗性疾病，对体力消耗较大，故应给予高蛋白、高热量及新鲜水果和蔬菜，以帮助患儿及早恢复健康。

儿童怎么预防肺结核？

1. 儿童结核感染的传染源往往来自家庭成员中痰涂片阳性的成人肺结核患者。因此及时发现和彻底治愈家庭成员中的肺结核患者是避免儿童感染结核菌的关键。

2. 居家治疗的肺结核患者，应尽量与他人分室居住，保持居室通风，佩戴口罩，避免家人感染。

3. 新生儿接种卡介苗可以提高儿童对结核菌的特异性抵抗力，减少血行播散性肺结核和结核性脑膜炎的发生。但由于卡介苗的保护力不够强，还不能完全防止结核病的发生。

4. 平衡膳食，适当室外活动，增强儿童抵抗力。

⊂ 卡介苗接种方法

1. 皮内法

结核菌素试验阴性者用 0.1 mL BCG（内含菌量 0.05 ~ 0.075 mg）在左臂三角肌下端外缘皮内注射（切忌皮下注射）。2 个月内的新生儿无结核病接触史者可免做结核菌素试验。接种后 6 周内应避免小儿与结核病患者接触，以防在未产生免疫力前遭受传染。接种 BCG 后 3 ~ 4 周，接种处可发生坚实的红色丘疹，逐渐形成小脓疱或小溃疡，逐渐干枯结痂，至 1 ~ 2 个月后可愈合。反应较重的丘疹中心可有坏死，局部淋巴结可发生寒性脓肿，破溃后形成较深溃疡，愈合较慢。

2. 皮上划痕法

用每 1 mL 内含菌量 50 ~ 75 mg 的 BCG 一滴滴在左臂三角肌外缘下端，在皮上划一个 1 ~ 1.5 cm 的"井"字划痕，以不出血而呈红痕为宜，划后将菌苗在划痕处轻轻涂匀。待菌苗干后（10 分钟左右）再穿衣袖，此法操作简便，易于普及推广，局部反应轻，淋巴结反应较少。

3. 口服法

此方法只限于出生后 2 个月以内的婴儿。卡氏最初发明 BCG，即采用新生儿口服法，因为新生儿肠黏膜组织尚未完全发育，BCG 容易通过而进入肠系膜淋巴系统而发生免疫力。BCG 口服法现已很少应用。

值得注意的是以下情况均不宜接种卡介苗：阳性结核菌素反应、发热、腹泻、注射局部有湿疹或有全身性皮肤病，急性传染病后 1 个月内，有过敏性疾病，患严重肝、肾、心脏病及早产儿、低体重新生儿及产伤儿等。免疫缺陷患儿可并发致死性播散性卡介苗病，尤应禁止接种。

参考文献

1. 李兰娟，任红. 传染病学. 第 8 版. 北京：人民卫生出版社，2013：212－221.
2. 曹晓华. 肺结核患者家庭护理. 科学导报，2016，5：241.

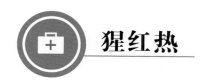

猩红热

什么是猩红热?

猩红热是由产生红疹毒素的 A 族乙型溶性链球菌感染所引起的一种急性呼吸道传染病,其临床特征为发热、咽峡炎、全身弥漫性鲜红色皮疹和疹退后明显的脱屑。少数患儿患病后由于变态反应而出现心、肾、关节的损害。由于病中发有鲜红皮疹,密集处可以连成红色一片,一望猩红,故有猩红热之称。本病四季都可发生,但尤以冬春季节多见,更以学龄儿童发病率较高,多发生在幼儿园及小学学校集体生活的地方。

猩红热的传播途径有哪些?

猩红热的传播途径主要是患者或携带病菌者通过呼吸、打喷嚏、咳嗽和说话等产生飞沫,通过呼吸道传播细菌,也可通过皮肤伤口或产道等传播,传染性较强。

─◯ 猩红热的常见症状有哪些?

首先表现为发热的症状,和其他的感染性疾病相类似,发热通常为持续性,体温可以达到 39 ℃以上,同时伴有全身症状,如全身不适、乏力、头痛、关节疼痛等。

随后出现咽峡炎的表现,患者可以出现咽喉部疼痛、吞咽困难等,并且查体可以发现咽喉部有一定的脓性渗出物。

接着出现皮疹的表现,皮疹呈现红色,是比较典型的临床症状,一般在发热 24 小时以内出现皮疹,出诊顺序首先在耳后、颈部以及胸部,随后迅速地蔓延至全身其他的部位,皮疹大多以弥漫性充血性的针尖大小丘疹为主,伴有一定的瘙痒感,皮疹可以出现粟粒疹、线状疹等相对特征的表现。

另外,猩红热还可以出现一些相对典型的体征,比如草莓舌、杨梅舌、口周苍白圈等,皮疹于发热后 48 小时达到高峰,随后按照出疹的顺序依次消退,2~3 天左右可以退尽,皮疹消退后有明显的脱屑。

─◯ 诊断儿童猩红热的临床依据有哪些?

1. 发热、咽峡炎、皮疹、杨梅舌、皮肤划痕等典型的临床表现可鉴别。

2. 末梢血常规。白细胞总数及中性粒细胞均增高,有化脓性并发症时升高更明显。感染严重时，中性粒细胞内可出现中毒性颗粒。

3. 咽拭子病原菌培养 A 族乙型溶性链球菌生长。

4. 血清学检测。恢复期血清应检测抗链球菌溶血素 O 及 S 抗体。

感染猩红热后的常规治疗有哪些？

1. 一般治疗

急性期应卧床休息。吃稀软、清淡食物，多喝水。保持口腔及皮肤清洁卫生，预防继发感染，年长儿可用生理盐水漱口。

2. 抗感染疗法

青霉素是治疗猩红热和链球菌感染的常选药物，早期应用可缩短病程、减少并发症，病情严重者可增加剂量。为彻底消除病原菌、减少并发症，疗程至少需 10 日。对青霉素过敏者可用红霉素或头孢菌素。病情严重时也可静脉给药，疗程为 7 ~ 10 日。

3. 对症治疗

高热可用较小剂量退热剂，或用物理降温等方法。若发生感染中毒性休克，应积极补充血容量，纠正酸中毒。对并发的中耳炎、鼻窦炎、肾炎、心肌炎等并发症，给予积极治疗。

☞ 猩红热恢复期怎么进行家庭护理?

1. 宝宝的衣被要洗晒,用具可以曝晒,至少30分钟,食具可用蒸煮法消毒。

2. 宝宝的痰、鼻涕要吐到或收拾到纸巾里处理掉,用过的脏手绢要用蒸煮法消毒。

3. 宝宝卧室要经常开窗通风换气,每天不少于3次,每次15分钟。

4. 要注意口腔清洁护理,可用复方硼酸钠溶液(朵贝溶液)加一倍量温开水稀释或生理盐水漱口。

5. 当皮肤大块脱屑时,可用消毒剪刀修剪,不要撕剥,以免皮肤感染。

6. 饮食应从流食逐步过渡到半流质饮食,以高维生素、清淡、易消化饮食为主。

7. 多喝水。

8. 宝宝痊愈后,要家庭环境进行一次彻底消毒,玩具、家具要用肥皂水或来苏水擦洗一遍。不能擦洗的,可在户外曝晒1~2小时。

☞ 要警惕猩红热的并发症!

猩红热常见的并发症是风湿性心肌炎、风湿性关节炎、急性肾炎、化脓性淋巴结炎等。

风湿性心肌炎多发生在出疹后，如果宝宝出现发烧、皮疹，并伴心慌、气短、胸口闷和心脏部疼痛，要警惕是否罹患心肌炎。

风湿性关节炎常发生在大关节部位，呈对称性发作，表现为关节处红肿热痛，并先后在全身各大关节出现，出现以上情况要及时就医。

急性肾炎一般出现在猩红热康复后 1～3 周，宝宝可出现尿量减少、尿色变深或血尿、眼皮和下肢浮肿。因此，猩红热康复后 2～4 周时，家长最好带宝宝做尿常规检。

化脓性淋巴结炎多出现在发病 1 周前后，患儿如发热不退、颈部或颌下淋巴肿痛，可能并发化脓性淋巴结炎，耳内可能并发化脓性中耳炎。

怎么预防猩红热？

1. 通风和消毒

患儿卧室要经常开窗通风换气，每天不少于 3 次，每次 15 分钟。患儿使用的食具、用过的手绢等要用蒸煮法消毒。

2. 及时就医

在疾病高发季节，尤其是周围出现猩红热患者时，家长要密切关注宝宝的身体状况，一旦发觉宝宝出现发热或皮疹，应及时送往医院进行诊断和治疗。

3．治疗和隔离患者

患儿应注意卧床休息，进行住院治疗或居家隔离，不要与其他儿童接触；其他人接触患儿时要戴口罩。抗感染治疗必须足程、足量。

4．加强学校卫生

在猩红热流行期间，托幼机构及中小学要认真开展晨、午检工作，发现可疑者应请其停课、就医和隔离治疗。患儿接触过的食具要煮沸消毒，用具、桌椅等用来苏水擦拭消毒。保证室内做到充足的通风换气，每日至少 3 次，每次 15 分钟，应每日做好教室、文具、玩具和餐具的清洁。

参考文献

1. 李兰娟，任红．传染病学．第 8 版．北京：人民卫生出版社，2013：203 – 207.

2. 于淑英．猩红热患儿的临床护理分析．中国继续医学教育，2015，7(9)：119 – 120.

3. 孙亚梅．36 例猩红热患儿的护理．吉林医学，2013，34(11)：2172 – 2173.

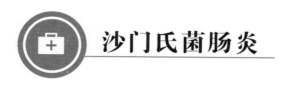

沙门氏菌肠炎

——◯ 什么是沙门氏菌肠炎？

肠炎沙门氏菌（Salmonellaenteritidis）属于无宿主特异性而有侵害性的病原菌之一，宿主包括人和各种动物。据报道，日、美等发达国家发生的食物中毒事件中 40%～80% 是由禽沙门氏菌引起的，其中主要病原为肠炎沙门氏菌。由肠炎沙门氏菌引起人的急性胃肠炎（食物中毒），在世界各国有增加的趋势，已成为国际公共卫生的一个重要课题。

——◯ 沙门氏菌肠炎的传播途径有哪些？

沙门氏菌主要以动物为其储存宿主，家禽（如鸡、鸭、鹅）、家畜（如猪、牛、羊、马等）、野生动物（如鼠类、兽类）均可带菌。所以动物是沙门氏菌肠炎的主要传染源；患者及无症状带菌者亦可作为传染源。

本病主要通过粪—口途径传播，也可经被污染的肉类、禽蛋类等食物或水传播给人；医院内可因被污染的被服、医疗用具、工作人员的手、玩具、公用的水管、门把手等造成院内交叉感染，严重时甚至造成病房内暴发流行。任何年龄均可患病。

─◯ 儿童沙门氏菌肠炎有哪些临床表现？

1. 沙门氏菌肠炎潜伏期一般为 8～24 小时，临床表现似急性食物中毒引起的急性胃肠炎症状。

2. 起病急，可出现呕吐、腹泻、腹痛、腹胀等症状。大便性状可为水样含黏液便或脓血便。

3. 部分患儿伴有头痛、乏力、发冷和发热等全身表现，体温可高达 38～40 ℃，高热可以伴随寒战、抽搐。

4. 严重者可引起脱水、酸中毒、电解质紊乱和循环衰竭，如不及时治疗，预后较差，甚至可导致死亡。

─◯ 怎么诊断儿童沙门氏菌肠炎？

1. 发现患儿有上述儿童沙门氏菌肠炎的临床表现。

2. 血常规白细胞计数偏低，分类以淋巴细胞为主，婴儿或胃肠炎型患者，如存在脱水的情况下，白细胞计数可偏高。

3. 胃肠炎型沙门菌感染急性期大便培养易得到病原学证据。

─◯ 怎么治疗儿童沙门氏菌肠炎？

1. 对症支持治疗，维持水、电解质及酸碱平衡，轻症可口服补液，重症需要静脉补液。

2. 抗感染治疗，沙门氏菌肠炎是一种细菌感染，抗生素是针对病因的治疗药物，目前儿科临床常用的是头孢菌素类和氨苄西林类抗生素，轻症可口服给药，重症或口服困难的患儿，需要静脉给药。氯霉素、复方磺胺甲基异噁唑、呋喃唑酮（痢特灵）、利福平、庆大霉素、阿米卡星等抗生素，因为对儿童不良反应大，在头孢菌素类和氨苄西林类抗生素无效的情况下，可以经家长知情同意后选用。

3. 加强护理，严密观察患儿面色、精神反应、神志的改变，避免出现脱水、休克、败血症等并发症。

⸦⸧ 怎么预防儿童沙门氏菌肠炎？

1. 不喝未经处理的水，不喝未经消毒的牛奶（生牛奶）。

2. 不吃生肉或未煮熟的肉。

3. 便后、换尿布后、接触宠物后，应仔细洗净双手，特别注意在准备食物或就餐前。

4. 新鲜肉应该放在干净的塑料袋内，以免渗出血水污染别的食物。家长处理生肉后，未洗手前勿舔手指或接触其他食物。

急性细菌性痢疾

什么是急性细菌性痢疾?

细菌性痢疾是一种肠道传染病,是由痢疾杆菌引起的,临床上以发热、腹痛、腹泻、里急后重、排黏液脓血便为主要症状。常有肛门下坠感和便意不尽感,严重者可出现脱水或中毒性休克。根据它的病程的长短,可把细菌性痢疾分为急性和慢性。病程在两个月以内的为急性细菌性痢疾,超过两个月的为慢性细菌性痢疾。

急性细菌性痢疾的传播途径有哪些?

患者和无症状的带菌者是传染源,痢疾杆菌通过粪便排出体外,污染食物、饮水和手部等之后,通过粪—口途径传播。痢疾杆菌在食物和水中能生存甚久。

其传播途径常有以下几种:

1. 食物型传播

食用被带菌者的手或苍蝇等污染的蔬菜或食物而受感染。痢疾杆菌在蔬菜、瓜果、腌菜中能生存 1~2 周，并可在葡萄、黄瓜、凉粉、番茄等食品上繁殖，所以食用生冷食物及不洁瓜果可引起痢疾发生。

2. 水源型传播

痢疾杆菌污染水源可引起暴发流行。其特点是短期内集中出现大批患者，从污染的水源中分离到的痢疾菌型与患者粪便中分离出来的菌型一致。若患者与带菌者的粪便处理不当，水源又保护不好，导致天然水、井水、自来水被粪便污染，但又未经消毒饮用，就会引起菌痢暴发。

急性细菌性痢疾感染的常见症状有哪些?

一般常见的临床类型有：普通型、重型。

1. 普通型

患儿主要表现为发热，腹痛，腹泻，伴有大便次数多，但每次量比较少等直肠刺激感。腹痛多见于左下腹，呈阵发性，排便之后疼痛可以减轻。大便一般一天十几次到几十次，为黏液脓血便，伴里急后重感。

2. 重型

急性痢疾发病更为急骤，变化更为迅速，患儿主要表现为高热、头痛、呕吐，有些患儿可能会出现烦躁、嗜睡、抽搐，甚至血压下降，意识改变等表现。

儿童中毒型细菌性痢疾有哪些临床特征?

1. 中毒型细菌性痢疾是急性细菌性痢疾的危重型，多发生在夏秋季（7月、8月、9月）。

2. 多见于2~7岁健壮儿童，其起病急骤，突然高热、反复惊厥、嗜睡，可迅速发生休克、昏迷。病死率高，必须及时发现、积极抢救。

3. 其起病急，发展快，体温可 >40 ℃（少数不高），潜伏期短则数小时，长则1~2天。后迅速发生呼吸衰竭、休克或昏迷。

4. 肠道症状多不明显甚至无腹痛与腹泻；也有在发热、黏液脓血便后2~3天始发展为中毒型。

怎么诊断儿童中毒型细菌性痢疾?

1. 特别注意发生在夏秋季（7月、8月、9月）的发热儿童，应及时进行大便常规化验。

2. 注意出现上述临床特征的儿童。

3. 大便为脓血黏液便，常规化验镜检可见成堆脓细胞、红细胞和吞噬细胞。

4. 大便培养

可分离出志贺菌属痢疾杆菌。

5. 外周血象

白细胞总数多增高至($10 \sim 20$)$\times 10^9$/L 以上。中性粒细胞为主，并可见核左移。

─○ 怎么治疗儿童中毒型细菌性痢疾？

1. 立即给予抗感染治疗迅速控制感染，通常选用两种痢疾杆菌敏感的抗生素静脉滴注。

2. 若出现抽搐，此时病情凶险，必须及时抢救。可综合使用物理、药物降温或亚冬眠疗法。惊厥不止者，可用地西泮 0.3 mg/kg 肌内注射或静脉注射（最大剂量≤10 mg/次）。

3. 维持水与电解质平衡，扩充血容量，纠正酸中毒。

4. 改善微循环

在充分扩容的基础上应用东莨菪碱、酚妥拉明、多巴胺或间羟胺等血管活性药物改善微循环。防治脑水肿和呼吸衰竭。

─○ 罹患急性细菌性痢疾后家庭如何护理？

1. 注意患儿饮食卫生，饭前便后洗手。

2. 患儿餐具和用具均须专用并进行严格消毒。

3. 发病后注意让患儿多休息，多喝淡盐水，进流食或半流食。

4. 患儿衣物要勤洗、消毒、晾晒。

5. 如频繁腹泻、高热不退应尽早带患儿到医院就诊。

怎么预防儿童细菌性痢疾？

预防细菌性痢疾，主要有以下几个方面：

1. 加强厕所及粪便管理，消除蚊虫滋生地，做好蚊虫防治工作。

2. 加强饮食卫生及水源管理，尤其对个体及饮食摊贩做好卫生监督检查工作。

3. 对于集体单位及托幼机构的厨师、保育员应定期检查大便，做细菌培养。

4. 加强卫生教育，做到饭前便后洗手，不饮生水，不吃变质和腐烂食物，不吃被蚊虫沾过的食物。

参考文献

1. 钱珍，王帅，张帆. 急性细菌性痢疾的防治性护理宣教. 世界最新医学信息文摘，2016(94)：405 - 406.

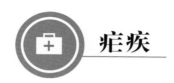

疟疾

什么是疟疾？

疟疾是经按蚊叮咬或输入带疟原虫者的血液而感染疟原虫所引起的虫媒传染病。2017 年 10 月 27 日，世界卫生组织国际癌症研究机构公布的致癌物清单初步整理参考，疟疾（高度流行地区恶性疟原虫感染引起的）在 2A 类致癌物清单中。

疟疾是世界上危害最严重的寄生虫病之一，全球每年新发的疟疾患者为 3 亿～5 亿例，病死 100 万～200 万例，其中主要是 5 岁以下的幼儿。疟疾主要流行于热带和亚热带，其次为温带。流行区以间日疟最广，恶性疟主要流行于热带。三日疟和卵形疟相对较少见。我国除云南和海南两省为间日疟及恶性疟混合流行外，主要以间日疟流行为主。发病以夏秋季较多，在热带地区则较少受季节的影响。

⊂⊃ 疟疾的传播途径是什么?

可因被雌性按蚊叮咬后或者输入带疟原虫者的血液而被感染。

⊂⊃ 疟疾的常见类型有哪些?

1. 卵形疟

潜伏期为 13 ~ 15 天,间歇期约为 48 小时。此型较为少见,临床症状相对较轻,但病愈后可有复发表现。

2. 恶性疟

潜伏期为 7 ~ 12 天,间歇期为 36 ~ 48 小时,该类型临床表现较重,病情凶险,可于短时间内出现大量血红蛋白尿导致肾损害,甚至引起急性肾功能衰竭。但一般无复发现象。

3. 间日疟

潜伏期为 13 ~ 15 天,疾病两次发作之间的间歇期约为 48 小时。此型流行广泛,是最主要的疾病类型。症状常表现为寒战、高热和大量出汗,病愈后的 3 ~ 6 个月可有复发现象。

4. 三日疟

潜伏期为 24 ~ 30 天,间歇期约为 72 小时,所以称为三日疟,此型相对少见,贫血和其他临床症状都较轻,一般无无复发现象。

⎯◯ 疟疾的临床分期

1. 潜伏期

从人体感染疟原虫到发病（口腔温度超过 37.8 ℃）称为潜伏期。潜伏期包括整个红外期和红内期的第一个繁殖周期。间日疟、卵形疟为 14 天，恶性疟为 12 天，三日疟为 30 天。因感染原虫量、株的不一，人体免疫力的差异，感染方式的不同均可造成不同时长的潜伏期。

2. 发冷期

畏寒，先为四肢末端发凉，后迅觉背部、全身发冷。皮肤起鸡皮疙瘩，口唇，指甲发绀，颜面苍白，全身肌肉关节酸痛。进而全身发抖，牙齿打战，持续约 10 分钟，乃至 1 小时后，寒战自然停止，体温上升。此期患儿常有重病感。

3. 发热期

冷感消失以后，面色转红，发绀消失，体温迅速上升，通常发冷越显著，则体温就愈高，甚至可达 40 ℃以上。高热患儿痛苦难忍。有的辗转不安，呻吟不止；有的谵妄，甚至抽搐或不省人事；有的剧烈头痛、呕吐。患儿面赤、气促；结膜充血；皮肤灼热而干燥；脉洪而速；尿短而色深。多诉说心悸、口渴、想喝冷饮。可持续 2 ~ 6 小时，个别达 10 余小时。发作数次后唇鼻常见疱疹。

4. 出汗期

高热后期，颜面手心微汗，随后遍及全身，大汗淋漓，2~3小时后体温降低，可至35.5℃。患儿感觉舒适，但十分困倦，可安然入睡。一觉醒来，精神轻快，食欲恢复。随后进入间歇期。

儿童疟疾的诊断依据有哪些？

1. 具有上述临床表现。

2. 有蚊虫叮咬或者输注患者血液的流行病学史。

3. 实验室检查

（1）末梢血象

白细胞总数正常或稍低，但初发时可稍高；多次发作后可见红细胞和血红蛋白下降，出现贫血现象，尤其是恶性疟疾患者。

（2）疟原虫检查

应于发作6小时内采血作涂片染色检查，不仅有诊断价值，而且可确定疟原虫的种类，必要时应反复多次检查。骨髓穿刺涂片染色检查疟原虫，阳性率较外周血涂片高。

（3）血清学检查

可采用ELISA法，间接荧光抗体试验，间接红细胞凝集试验，一般用于流行病学调查。

⊢─◯ 儿童得了疟疾怎样治疗？

1. 诊断性治疗

临床高度怀疑疟疾，而一时未检出疟原虫者，可试服氯喹，若体温在 48 h 内被控制，则有助诊断。

2. 发作期的治疗

控制临床症状可采用消灭裂殖体的药物如氯喹；伯氨喹可杀灭红细胞外期的疟原虫，防止或减少疟疾的复发；两者使用可在控制症状的基础上达到抗复发或根治的目的。恶性疟原虫感染和输血引起的疟疾因无红细胞外期，故不需要用伯氨喹。

具体用法如下（仅供参考，需要在医师指导下使用）：

（1）氯喹每片 0.25 g 含基质 0.15 g。首次量为 10 mg/kg（最大量不超过 600 mg），6 h 后、第 2、第 3 天再各服 1 次，每次 5 mg/kg。

（2）伯氨喹

每片 13.2 mg 含基质 7.5 mg。每日剂量 1 岁内 0.5 片，2 岁服 3/4 片，3～5 岁 1 片，6～10 岁 2 片，11～12 岁 2.5 片，13 岁以上 3 片。每日量分 2～3 次口服，恶性疟连服 4 d，间日疟连服 8 d。

⊂ 怎么在家里护理疟疾患儿?

1. 注意消灭蚊虫，避免被叮咬。

2. 保持家庭卫生，注意通风。

3. 恢复期患儿可给予高蛋白食物，对于呕吐、腹泻患儿需要注意补液，并详细记录尿量及补液量。

4. 贫血者给予铁剂。

5. 患儿寒战时注意保暖，出汗时及时擦干避免受凉。

6. 高热时给予物理或药物降温。

7. 注意观察患儿的生命体征变化，如果症状恶化及时就医。

⊂ 怎么预防疟疾?

1. 疟疾多发生在夏季时节，灭蚊是预防疟疾的重要手段。定期对居住环境进行灭杀蚊虫，注意环境卫生，特别是一些积水阴暗区域，是蚊虫的滋生地。

2. 避免蚊虫叮咬，晚上睡觉时使用蚊帐，夜晚工作的时候在皮肤暴露位置可以涂抹驱蚊剂，或者在工作室内点燃驱蚊香，放置驱蚊片等。含有 DEET 的喷雾可涂抹于皮肤表面，但要注意避开黏膜。而含氯菊酯的喷雾剂则可安全用于衣物。

3. 如果不慎被蚊虫叮咬时，可以用酒精擦拭叮咬处进行消毒，平时还可以多吃一些营养丰富的食物，加强锻炼，强健身体，增加自身的抵抗力。

4. 在蚊虫多的地方建议穿长裤和长袖衬衫，遮住皮肤。

参考文献

1. 张晓红. 我的疟疾防治之路——李国桥访谈. 中华医史杂志, 2019, 49(1): 38-48.
2. 张慧玲. 疟疾病人治疗 268 例护理体会. 基层医学论坛, 2006.

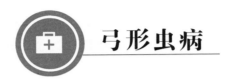

弓形虫病

什么是弓形虫病?

弓形虫病又称弓形体病,是由刚地弓形虫所引起的人畜共患病。它广泛寄生在人和动物的有核细胞内。在人体多为隐性感染;发病者临床表现复杂,其症状和体征又缺乏特异性,易造成误诊,主要侵犯眼、脑、心、肝、淋巴结等。弓形虫是孕期宫内感染导致胚胎畸形的重要病原体之一。此外特殊人群如肿瘤患者、免疫抑制或免疫缺陷患者、先天性缺陷婴幼儿感染率较高。

弓形虫病的传播途径哪些?

1. 传染源:人弓形虫病的重要传染源是动物,几乎所有温血动物都可传染弓形虫,一些鸟类和鸡、鸭等也是弓形虫的自然宿主。猫及猫科动物是弓形虫的终末宿主,其粪便中含有大量卵囊,在传播本病上具有重要意义。人只有经胎盘的传播才具有传染源的意义。

2. 传播途径：弓形虫主要经消化道侵入人体，人吃了含有卵囊或包囊的食物或水经消化道感染。如进食生或半生肉类，未消毒的乳汁或生蛋等，以及长期接触生肉者，均易被感染。也可因与猫、狗和兔等密切接触而传播。此外，在实验室中弓形虫可经过黏膜或皮肤侵入人体。输血或器官移植也可传播弓形虫病。

3. 该病流行呈全球性分布，但多为隐性感染或原虫携带者。据报道，经我国各地近年调查，其感染率在0.1%～47.3%不等，农村感染率高于城镇，成人高于儿童。动物饲养者、屠宰工人、肉类加工厂和剥制动物毛皮的工人、兽医等人群弓形虫感染率较高。

⌐□ 弓形虫病的常见症状有哪些？

弓形虫病可分为先天性和获得性两大类。

先天性弓形虫病是病原体经母体胎盘传播给胎儿所致，可造成孕妇流产、早产、死产，也可引起胎儿畸形（最常见者为脑积水）或新生儿弓形虫病（重者致死），甚至导致儿童弱智。

后天获得性弓形虫病病情轻重不一，免疫功能正常的宿主以急性淋巴结炎最为多见，约占90%。免疫缺损者如艾滋病、器官移植、恶性肿瘤（主要为霍杰金病等）患者常有显著全身症状，如高热、斑丘疹、肌痛、关节痛、头痛、呕吐、谵妄，并发生脑炎、心肌炎、肺炎、肝炎、胃肠炎等。

眼弓形虫病多数为先天性，后天所见者可能为先天潜的病灶激性所致。临床上有视力模糊、盲点、怕光、疼痛、溢泪、中心性视力缺失等，很少有全身症状。炎症消退后视力改善，但常不完全恢复。可有玻璃体混浊。

⊂ 在家庭环境中怎么护理弓形虫病患儿？

1. 日常生活中，应该积极配合医师的治疗，用心观察宝宝的症状变化，如果发现宝宝的情况出现异常，应该马上进行就诊。

2. 抗感染治疗，监督和帮助宝宝按时按量按疗程服药，保证彻底地消灭宝宝体内的病原体。

3. 宝宝的生活环境中，最好不要出现猫科动物，或者避免宝宝近距离的接触。房前屋后清扫干净，不能有猫粪，随时发现，随时清理，清理时要小心谨慎，避免被传染。

4. 宝宝喝的水，一定要烧开。

5. 勤洗手。

6. 家里的餐具要清洗干净，用之前和用过之后，都要进行清洗，定期消毒。

─○ 怎么预防弓形虫病?

1. 孕妇做好孕期检查。

2. 注意饮食卫生,肉类要充分煮熟,同时要预防生肉污染熟食。

3. 猫要家养,喂熟食或成品猫粮,不要让它们外出捕食。

4. 处理过生肉的手、案板、刀具等,以及接触过生肉的物品要用肥皂水和清水冲洗。

5. 蔬菜在食用前要彻底清洗干净。

6. 要注意日常卫生,每天清除猫的粪便,接触动物排泄物后要认真洗手。

参考文献

1. 张进尊. 儿童弓形虫感染及先天性疾病研究. 医学信息,2014,(39):35-35.

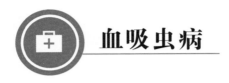

血吸虫病

什么是血吸虫病？

指血吸虫寄生在人或哺乳动物体内（牛、羊、猪等），导致其发病的一种寄生虫病。主要流行于亚、非、拉美，患病人数约 2 亿。血吸虫病主要分两种类型，一种是肠血吸虫病，主要由曼氏血吸虫和日本血吸虫引起；另一种是尿路血吸虫病，由埃及血吸虫引起。我国主要流行的是日本血吸虫病。

日本血吸虫病是由日本血吸虫寄生于人体肝脏门静脉系统而引起的疾病，是一种流行范围广、危害大的传染病，易感者通过皮肤接触尾蚴污染的水源而被感染。其主要流行于农村地区，多发生于夏季。

血吸虫病是全球危害最严重的常见寄生虫病之一。虽然，我国在血吸虫病防治方面已取得了显著成效，但是全国流行区钉螺分布面积仍十分广泛，传染源仍然存在，在某些条件下

（如暴发洪水等自然灾害）血吸虫病可能会再度流行。所以正确认识血吸虫病，增强自我防疫能力，培养健康良好的生活习惯，对有效预防血吸虫病的感染和传播至关重要。

血吸虫病的传播途径是?

血吸虫病患者的粪便中含有活卵，是血吸虫病的主要传染源。人主要通过皮肤、黏膜与疫水接触被感染。人与脊椎动物对血吸虫普遍易感。病变主要发生在肝脏和结肠。

钉螺是血吸虫病传播的中间宿主，一般在3—11月，只要接触含有尾蚴的水体（如人们进行插秧割谷、防汛抢险、捕鱼捞虾、游泳戏水、洗衣洗菜等）就可能感染血吸虫病。接触疫水的次数越多，感染的机会也就越大。如果接触疫水后，要及时到当地医院或血吸虫病防治机构接受预防性治疗。

血吸虫病的常见症状和诊断依据有哪些?

1. 血吸虫病急性期主要症状有发热，肝脾肿大与压痛，腹泻或排脓血便，肺部症状以咳嗽、血痰为主。

2. 慢性期肝脾肿大为主，一般可以持续10～20年，因病程漫长，症状会有很大的差异。

3．晚期则以门静脉周围纤维化为主，可发展为门静脉高压症、巨脾与腹水。

4．流行病史：有流行区疫水接触史对诊断血吸虫病很重要。

5．辅助检查

（1）血常规。急性期嗜酸性粒细胞显著增多、白细胞总数增多，嗜酸性粒细胞一般占 20%～40%，甚至 90%。慢性期嗜酸性粒细胞仍轻度增多，晚期因脾亢，白细胞、血小板减少，可有贫血。

（2）肝功能。急性期血清中球蛋白显著增高，ALT 轻度增高，晚期白蛋白明显降低，白球比例倒置。

（3）B 超、CT 检查可判断肝硬化程度。

（4）粪便检查查出虫卵及孵出毛蚴可为确诊依据。

（5）直肠黏膜活检可发现血吸虫卵。

（6）免疫学检查。皮内试验，环卵试验，循环抗原，抗体测定可呈阳性。

——⊂⊃ 儿童血吸虫病如何治疗？

1．病原治疗

目前我国普遍推广吡喹酮治疗。

（1）慢性血吸虫病如儿童体重 < 30 kg 者，总剂量为

70 mg/kg，均分为 6 次服用，每日 3 次，2 d 服完。体重 > 30 kg 者，总剂量为 60 mg/kg，均分 6 次服用，分 2 d 服完（仅供参考，需要在医师指导下使用）。

（2）急性血吸虫病

剂量加倍，即儿童总剂量 140 mg/kg，分 4 ~ 6 d，每日剂量分 2 ~ 3 次服用（仅供参考，需要在医师指导下使用）。

（3）晚期血吸虫病

适当减少总剂量或延长疗程为宜，否则有引起较严重心律失常可能。

2. 对症治疗

急性血吸虫病应住院治疗，除病原治疗外，采用对症处理。晚期血吸虫病按肝硬化治疗。

⚊⚌ 怎么护理血吸虫病患儿？

1. 患儿要注意休息，加强营养支持，忌生冷油腻、辛辣刺激的食物。

2. 一般抗血吸虫治疗，均有不同程度的不良反应，如吡喹酮，不良反应虽轻，且多为一过性，但临床常会出现神经系统和消化系统的诸多症状和药物皮疹等。

3. 对腹水患儿应给予低盐、高蛋白饮食。

4. 多食用易消化食物如水果、青菜、奶制品等。

⊂ 怎么预防血吸虫病?

1. 在疾病流行区域生活应加强对疾病的认知，避免饮用生水。

2. 不在有钉螺分布的湖水、河塘、水渠里游泳、戏水。

3. 接触疫水后，要及时到当地医院或血吸虫病防治机构接受预防性治疗。

参考文献

1. 李兰娟，任红. 传染病学. 第 8 版. 北京：人民卫生出版社，2013：297 – 304.

2. 孙乐平，梁幼生，吴红辉，等. 江苏省血吸虫病防治重点村综合治理效果评价. 中国血吸虫病防治杂志，2009.

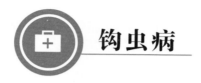

钩虫病

什么是钩虫病？

是指感染肠蠕虫、十二指肠钩虫或美洲钩虫所致的寄生虫病，又称为黄胖病、黄胖、黄肿等。

钩虫病的传播途径有哪些？

钩虫病患者和带虫者是钩虫病的传染源。主要是经皮肤接触感染，也可由误食被污染的食物、水而感染，幼虫通过胎盘进入胎儿体内发育为成虫的先天感染较为少见。

钩虫病的流行与自然环境、种植作物、生产方式及生活条件等诸因素有密切关系。钩虫卵及钩蚴在外界的发育需要适宜的温度、湿度及土壤条件，因而感染季节各地也有所不同。在广东省，气候温暖、雨量充足，故感染季节较长，几乎全年均有感染机会。四川省则以每年4—9月为感染季节，5—7月为流行高峰。而山东省每年8月为高峰，至9月感染率下降。一般在雨后初晴，或久晴初雨之后种植红薯、玉米、桑、烟、棉、甘蔗和咖啡等旱地作物时，如果施用未经处理的人粪做底肥，种植时手、足又有较多的机会直接接触土壤中的钩蚴，则极易受到感染。钩虫卵在深水中不易发育，因而，钩虫病的流行与水田耕作关系不大。但如采用旱地温床育秧，或移栽后放水晒秧等，则稻田也有可能成为感染钩虫的场所。在矿井下的特殊环境，由于温度高、湿度大，空气流通不畅、阳光不能射入以及卫生条件差等原因，亦有利于钩虫的传播。据四川省调查不同类型的矿井，煤矿工人的平均感染率高达52.0%。

在钩虫病流行区，人群的感染率：在 10 岁以前不高，在 10 ~ 30 岁，可随着年龄的增长而升高，且保持在稳定水平。此后随着年龄的增长而又有降低的趋向。此现象证明人体感染钩虫后是可以产生一定的获得性免疫力的。

钩虫病的临床表现是什么？

1. 钩虫幼虫所致症状

（1）钩蚴皮炎（俗称粪毒、粪疙瘩、肥水疙瘩、肥水疮）：钩蚴（以美洲钩虫为主）侵入处，可在 20 ~ 60 分钟内出现瘙痒、水肿、红斑，继而形成丘疹，尤以足趾间，足底、足背踝部、手腕、手背及指间最为常见。1 ~ 2 天内转为水疱。

一般于 1 周后自行消失。如挠破，易继发细菌感染，愈合延迟。

（2）钩蚴肺炎：钩蚴移行过肺部，穿破微血管进入肺泡时，可致肺部局部出血及炎症反应。一般在感染后 3～15 天内出现咳嗽、咳痰、血丝痰、发热或气喘症状，常伴有畏寒、发热等全身症状。血液嗜酸性粒细胞增多，类似单纯性肺嗜酸性粒细胞浸润症。重者可出现胸痛、持续性干咳、哮喘样发作。感染症状轻重与肺钩蚴数量多少有关，一般持续数日至数十日后自行消失。

2. 钩虫成虫所致症状

轻度感染可无症状，较重感染可有下列症状：

（1）消化系统症状：病初食欲显著增加，但乏力、易倦，而体重却逐渐减轻，有"懒黄病"之称。肠壁受虫体损伤，形成慢性炎症，则有恶心、呕吐、腹痛及腹泻。偶见成虫寄生直肠，以致大便带鲜血。上腹部不适，按压或餐后减轻，常被误为溃疡病。部分患者有异嗜癖，喜吃生米、生豆、土块、瓦块、毛皮、木炭等。发生原因可能是一种神经精神变态反应，似与患者体内铁的耗损有关。大多数患者经服铁剂后，此现象可自行消失。重度贫血，胃酸减少，消化不良，舌乳头多见萎缩。

（2）贫血及循环系统症状：由于钩虫附着肠壁，咬伤处不断渗血及长期吸血，造成慢性失血、营养不良和肠道功能失调等改变，以致形成不同程度的缺铁性小细胞性贫血。血红蛋白 > 90 g/L 者，仅见轻度汗少、毛发枯黄、苍白、乏力、易倦，劳动时易感心慌、气急、眼花、头晕。血红蛋白在 50 ~ 90 g/L 者，可有明显的皮肤、黏膜、指甲苍白，颜面萎黄，下肢水肿，皮肤干燥无汗，行动时感心慌气急，脉快，心脏轻度扩大，有收缩期杂音。血红蛋白 < 50 g/L 者，严重贫血，颜面水肿苍白，休息时也觉心慌气急，有时伴有心前区不适或疼痛、耳鸣、眼花、肢体水肿、心脏明显扩大、心率快，可有收缩期及舒张期杂音、肺底啰音和肝脏肿大压痛。部分患者有面部及全身浮肿，尤以下肢为甚，以及胸腔积液、心包积液等贫血性心脏病的表现。肌肉松弛，反应迟钝，最后完全丧失劳动能力。部分患者虽贫血严重，但因病程长，发展慢，机体代偿功能较好，故症状可不明显；一旦发生感染、妊娠、分娩，则症状显著。

（3）其他：长期缺铁及营养不良，可引起指趾扁甲、脆裂、反甲、毛发干燥易断。重症患儿最常见的症状为解柏油样黑便，腹泻、食欲减退等。体征有皮肤、黏膜苍白，心尖区可有收缩期杂音，肺部偶可闻及啰音，肝、脾均有肿大等。可影响生长发育，成年可致性功能低落，孕妇则易致流产或死胎。

⊂ 钩虫病的常规治疗方式有哪些?

1. 贫血和低蛋白血症是本病的主要表现,故给予足量的铁剂补充。

2. 高蛋白饮食对改善贫血与消除症状甚为重要。

3. 一般病例宜于驱虫治疗后补充铁剂,但重度感染伴严重贫血者,宜先予纠正贫血。输血仅适于孕妇或严重贫血者,已合并有贫血性心脏病、心力衰竭者,输血有助于改善心功能。

4. 驱钩虫药物种类很多,常需多次反复治疗才能根治。对严重感染和混合感染者可采用联合疗法。针对病症对症治疗。

⊂ 罹患钩虫病后怎样进行家庭护理?

1. 做好粪便管理,修建无害化所或粪坑密封加盖,杀灭虫卵,防止污染。

2. 在感染钩蚴后,咳出的痰液应吐于纸巾中,并妥善处理。

3. 在服用铁剂治疗贫血时,忌饮茶。

4. 在调理方面,特别要重视饮食富于营养和容易消化的问题,可多食豆腐、瘦肉、猪肝、鱼,以及新鲜蔬菜,少吃辛辣油腻食物。

⊂ 怎样预防钩虫病?

1. 在预防方面要积极治疗患者以减少传染源。

2. 加强粪便无害化管理，不随地大便，不用生粪施肥。

3. 注意局部皮肤防护：如到田野玩耍时穿鞋、戴手套，或在手足皮肤涂 1% 的碘或 25% 的明矾水等。

4. 流行地区做好个人防护，开展卫生宣教，不吃生冷食物，不赤脚着地，要幼儿切勿露臀触地。

参考文献

1. 李正祥，唐阳，段绩辉. 我国钩虫病住院病例回顾性调查. 实用预防医学，2007，14(5)：1448 - 1449.

2. 周长海，臧炜，王国飞，等. 6 个寄生虫病综合防治示范区钩虫病防治效果. 中国血吸虫病防治杂志，2011，23(5)：506 - 509.

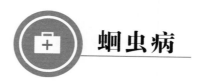

蛔虫病

什么是蛔虫病?

是由似蚓蛔线虫感染所致的疾病,蛔虫感染在我国广泛存在,但较之21世纪初已呈持续且大幅下降趋势,人群普遍易感,其特点是农村高于城市,儿童高于成人。农村地区的学龄前和低龄儿童尤为常见。

蛔虫病的传染途径有哪些?

蛔虫病主要通过粪—口途径传染。大多经口吞入感染期蛔虫卵或者误食被虫卵污染的食物所致。此外,猪、狗、鸡、鼠等动物和苍蝇等昆虫皆可机械性播散蛔虫卵。

蛔虫病的常见症状有哪些?

大多蛔虫感染者没有任何症状或有轻微症状。中重度感染则可引起明显症状。

1. 蛔蚴移行症

蛔蚴在寄生宿主体内移行时引起发热、全身不适、荨麻疹等。抵达肺脏后引起咳嗽、哮喘、痰中带血丝等症状，重者可有胸痛、呼吸困难和发绀。肺部 X 射线检查可见迁徙性浸润性阴影，临床上称为过敏性肺炎或勒夫勒氏综合征。末梢血液嗜酸性粒细胞明显增多，约 10% 的患者痰中可查到蛔蚴。

2. 肠蛔虫症

常见症状有脐周疼痛、食欲不振、善饥、腹泻、便秘、荨麻疹等，儿童有流涎、磨牙、烦躁不安等，重者出现营养不良。一旦寄生环境发生变化如高热时，蛔虫可在肠腔内扭结成团，阻塞肠腔而形成蛔虫性肠梗阻，患者出现剧烈的阵发性腹部绞痛，以脐部为甚，伴有恶心、呕吐，并可吐出蛔虫，腹部可触及能移动的腊肠样肿物。有时蛔虫性肠梗阻可发展成绞窄性肠梗阻、肠扭转或套叠，必须及时手术治疗。蛔虫也可穿过肠壁，引起肠穿孔及腹膜炎，若不及时手术可致死亡。

3. 异位蛔虫症

蛔虫有钻孔的习性，肠道寄生环境改变时可离开肠道进入其他带孔的脏器，引起异位蛔虫症，常见以下几种：①胆道蛔虫症，以儿童及青壮年为多，女性较常见。诱因有高热、腹泻、妊娠、分娩等。妊娠时胃酸减少，膨大的子宫迫使肠道移位，分娩时强烈的宫缩诱发肠蠕动增加，均可促使蛔虫向胆管逆行。此病发病骤然，右上腹偏中有剧烈阵发性绞痛，钻凿样感，患者辗转不安、恶心、呕吐，可吐出蛔虫。发作间歇期无疼痛或仅感轻微疼痛。若蛔虫钻入肝脏可引起蛔虫性肝脓肿，必须及早手术治疗。②胰管蛔虫症，多并发于胆道蛔虫症，临床征象似急性胰腺炎。③阑尾蛔虫症，多见于幼儿，因小儿阑尾根部的口径较宽，易为蛔虫钻入。其临床征象似急性阑尾炎，但腹痛性质为绞痛，并呕吐频繁，易发生穿孔，宜及早手术治疗。

怎么预防蛔虫病？

1. 培养儿童养成讲卫生的好习惯，不生吃未洗净的瓜果蔬菜，不喝生水，饭前便后勤洗手，不随地大小便，家长要给宝宝彻底洗晒衣服和被褥。

2. 宝宝的指甲缝中很容易藏有蛔虫卵。家长要经常给宝宝修剪指甲，教育他们不咬指甲，不吮手指，以免造成感染。

3. 消灭苍蝇、蟑螂等，不让宝宝吃被它们爬过的食物。这些昆虫会把蛔虫卵、细菌等带到食物表面，从而传播消化道疾病。

4. 积极发现、治疗蛔虫病，控制传染源。特别是在幼儿园，可以采取集体服用驱虫药物来进行普遍治疗，预防宝宝互相传染。另外，蛔虫病的重复感染率极高，家长要预防宝宝重复感染。

5. 应该教会宝宝饭前便后洗手的习惯，蛔虫病其实是粪—口传染的疾病，在解便的时候会无意残留在手上，如果这时候不洗手，就吃东西，就极其容易把虫卵带进消化道而发生感染。

⎯⎯◯ 常见的驱虫药有哪些?

1. 安乐士

学名叫作甲苯达唑。可直接遏制虫体，麻痹其肌肉促使死亡。该药物驱除虫体的有效率可观，是治疗该病的首选药品之一。其对杀死幼虫，阻碍虫卵生长也起一定的效果。但偶尔可能会产生头疼、呕吐、拉肚子、发烧等症状。

2. 肠虫清

学名叫作阿苯达唑。是一种广谱杀虫剂，能有效抑制虫体对葡萄糖的摄取，使其失去能量供应而死亡，值得注意的是小于 2 岁的宝宝慎用。

3. 驱蛔灵

学名叫作柠檬酸哌嗪，是一种安全有效的抗蛔虫和蛲虫药物，其能使虫体不能吸附于肠壁上而随粪便排出体外，适合有并发症患儿使用，值得注意的是肝肾功能不全及癫痫患儿禁用。

以上药物建议在医师指导下使用。

━◯ 蛔虫病可以在哪个科室就诊？

一般就诊于儿科、消化内科、感染科或者传染科。如有严重并发症，则需就诊外科治疗。

参考文献

1. 严彩娟. 儿童及低年级学生肠道寄生虫感染和防治效果分析[J]. 特别健康，2014，5：533－534.

2. 李树珍. 宝宝有蛔虫的症状，父母应当怎样预防跟治疗. 搜狐网，2019－12－12. https://www.sohu.com/a/359877843_120302236.

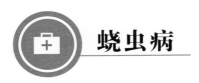

蛲虫病

─◯ 什么是蛲虫病?

蛲虫病是由蠕形住肠线虫寄生于人体肠道而引发的传染病。其在世界各地流行极广,我国南方、北方普遍流行,高发于 1~5 岁的学龄前儿童,且在卫生条件差的家庭往往多数成员同时患病。

─◯ 蛲虫病怎么传播的?

1. 主要通过消化道传播。

2. 患者的手指及指甲缝均有虫卵,大多经手由口入而感染。

3. 虫卵通过内衣内裤、被褥、玩具和其他被污染物品感染人体。

4. 虫卵可漂浮于空气之中,从口鼻吸入或咽下而引起感染。

5. 虫卵可在肛门附近孵化，幼虫从肛门逆行进入肠内，从而引起感染。

⊂ 蛲虫病有什么症状和诊断依据?

1. 肛周或会阴部瘙痒

主要是由蛲虫产生的毒性物质和机械刺激所产生，夜间尤甚，常使小儿哭闹不安影响睡眠。因奇痒而抓破后会造成肛门周围皮肤脱落、充血、皮疹、湿疹，甚而诱发化脓性感染。

2. 消化道症状

蛲虫钻入肠黏膜，以及在胃肠道内机械或化学性刺激可引起食欲减退、恶心、呕吐、腹痛、腹泻等症状。

3. 精神症状

由于寄生虫在体内排出的代谢产物，导致精神兴奋，失眠不安，小儿夜惊、咬指等。小儿的异嗜症状在蛲虫病患者最为常见，如嗜食土块、煤渣、食盐等。

4. 辅助检查

(1) 找到成虫或虫卵即可诊断。夜间小儿入睡后 2~3 h 可在肛门和会阴部找到白色细小蛲虫的成虫。

(2) 粪便检查

虫卵阳性率极低，可用透明胶纸试法，于清晨起床前用透明胶纸（胶面向下）粘拭肛门皱襞处，以粘贴虫卵，然后把透明胶纸有胶面的一面平贴在玻片上镜检。

⚊◯ 儿童蛲虫病如何治疗？

1. 阿苯达唑，别名肠虫清。是一种广谱杀虫剂，能有效抑制虫体对葡萄糖的摄取，使其失去能量供应而死亡，值得注意的是小于 2 岁的儿童慎用。

2. 甲苯达唑。别名安乐士。可直接遏制虫体，麻痹其肌肉促使死亡。该药物驱除虫体的有效率可观，是治疗该病的首选药品之一。其对杀死幼虫，阻碍虫卵生长也起一定的效果。但偶尔可能会产生头疼、呕吐、拉肚子、发烧等症状。

3. 噻嘧啶，别名抗虫灵，是一种广谱驱虫药，疗效在 80% 以上，主要作用是抑制虫体胆碱酯酶。

外用药物有蛲虫膏、2% 氯化铵基苯软膏，也具有杀虫和止痒的双重作用。

⚊◯ 得了蛲虫病家庭怎么护理？

1. 患儿被褥及内衣裤等应勤换洗。

2. 每天可用温水清洗患儿肛门、会阴，切记不可穿开裆裤，以防止患儿用手抓挠。

3. 换下的内衣内裤应予蒸煮或开水浸泡后日晒杀虫，连续 10 天。

蛲虫寿命较短，如能防止重复感染，则有自愈可能。

─◯ 怎么预防蛲虫病?

1．尽量不要给宝宝穿开裆裤，以减少感染蛲虫病的概率。

2．在幼儿园环境中，家长、老师、保育员应有充分认识，教育儿童养成良好卫生习惯，饭前洗手，勤剪指甲，不吸吮手指等；勤换洗内裤、被褥；要严格分床而卧，床位间有一定的距离。

3．家庭环境也一定要保持干燥清洁，经常性的进行大扫除然后防止虫卵飞扬。

4．宝宝使用的玩具、用具要定期进行彻底的清洗并用开水进行蒸煮消毒。

参考文献

1．方悦怡. 蛲虫病防治. 华南预防医学, 2007：43.

2．彭锋，龚国忠. 需要防范的其他肠道寄生虫病. 家庭医学，2019，7：23-25.